患者の健康寿命を
伸ばすための
実践マニュアル

Be Careful Of 3B & 2C

著 医療法人社団 弘健会
菅原医院 院長 **菅原 正弘**

3B
Blood vessel
Brain
Body

2C
Cancer
Cigarette

日本医学出版

序　文

　真の健康長寿社会実現のためには，地域のかかりつけ医として，患者に啓発，支援できる立場にある実地医家の役割が極めて大きいと考えています。患者を元気に充実した人生を全うしてもらうために，健康面でサポートすることが主治医の使命ではないでしょうか？

　そのために，何をすべきか，ずっと考え，実践してきたことを，第30回日本臨床内科医学会の会長講演としてお話しさせて頂きます。

　患者が実践できない最大の理由は，何をしたらよいのか分からないからです。より具体的に，提示する必要があります。実践的な，患者指導の手引きですので，運動のイラストなど，きっと役に立つ筈です。

　かかりつけ医として地域の診療を担っておられる，日本中の多くの実地医家の先生方の熱意が，将来の日本を元気なお年寄りが多い社会に変えてくれることを確信しています。この本がその一助となれば，これに過ぎたる喜びはありません。

　この内容を実践の手引きとして出版することを日本医学出版渡部新太郎氏にご賛同頂きました。内科を標榜しておられる全国の先生方にご利用頂ければ，これに過ぎたる喜びはありません。

　入会以来，ご指導賜りました日本臨床内科医会の先生方はじめ多くの関係者に心より御礼申し上げます。

2016 年 10 月吉日

第 30 回日本臨床内科医学会会長　菅原　正弘

目　　次

第 1 章　Be Careful of 3B & 2C ……………………………………… 1
　Ⅰ　3つのＢと2つのＣとは？ ………………………………… 1
　Ⅱ　3つのＢと2つのＣを意識した診療とは？ …………… 4
　Ⅲ　実際に効果があるのか？　当院でのアウトカム ……… 4

第 2 章　3B（Blood vessel, Brain, Body） ………………………… 7
　Ⅰ　Blood vessel　血管 ………………………………………… 7
　　1　高血圧 ……………………………………………………… 7
　　2　脂質異常症 ……………………………………………… 12
　　3　糖尿病 …………………………………………………… 15

　Ⅱ　Brain　脳―認知，心，睡眠 …………………………… 26
　　1　認知症 …………………………………………………… 26
　　2　うつ病 …………………………………………………… 30
　　3　不眠 ……………………………………………………… 31

　Ⅲ　Body　脂肪，筋肉，骨，関節 ………………………… 33
　　1　内臓脂肪 ………………………………………………… 33
　　2　筋肉 ……………………………………………………… 35
　　3　骨 ………………………………………………………… 35
　　4　関節 ……………………………………………………… 40

第 3 章　2C（Cancer, Cigarette） ………………………………… 47
　Ⅰ　Cancer　がん …………………………………………… 47

　Ⅱ　Cigarette　喫煙 ………………………………………… 55

あとがき　医師自身の健康管理 …………………………………63

第1章
Be Careful of 3B & 2C

I　3つのBと2つのCとは？

　3BとはBlood vessel（血管），Brain（脳—認知，心，睡眠），Body（内臓脂肪，筋肉，骨，関節），2CとはCigarette（喫煙），Cancer（がん）を意味する。

　日本人の死因の3割はがんで，その原因の3割は喫煙である。心筋梗塞や脳卒中などの心血管疾患も死因の3割を占める（図1，2）。喫煙者の発症は2～4倍多く，糖尿病や高血圧，脂質異常症の生活習慣病が誘因となるが，これらの疾患の背景には内臓脂肪の関与が大きい。高齢者に減量を指示すると筋肉も減少しやすく，体力や免疫力の低下につながる。内臓脂肪は減らしても，筋力は保

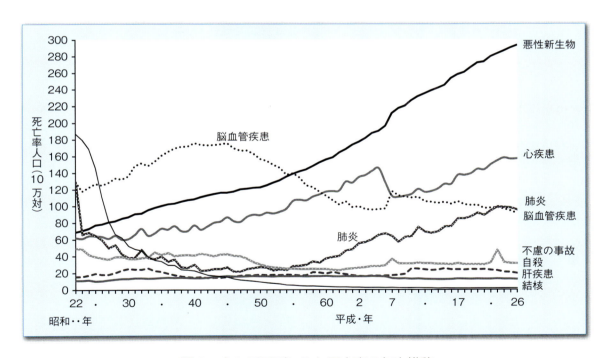

図1　主な死因別にみた死亡率の年次推移

注：1）平成6・7年の心疾患の低下は，死亡診断書（死体検案書）（平成7年1月施行）において「死亡の原因欄には，疾患の終末期の状態としての心不全，呼吸不全等は書かないでください」という注意書きの施行前からの周知の影響によるものと考えられる。
　　2）平成7年の脳血管疾患の上昇の主な要因は，ICD-10（平成7年1月適用）による原死因選択ルールの明確化によるものと考えられる。厚生労働省ホームページより

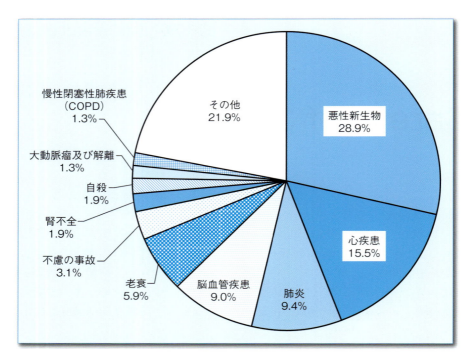

図2　主な死因別死亡数の割合

厚生労働省ホームページより

たねばならない．筋肉は90歳を過ぎても簡単な筋トレで増やすことが可能だ．長寿のためには，がんや心血管疾患になりにくい生活習慣を送り，がんを早期に発見する必要がある．

次に，元気に老いるということを考えてみたい．健康寿命は平均寿命より，男性は9年，女性は13年短い（図3）．日本人の要支援・要介護の原因は男性では脳卒中・認知症が4割，骨折・転倒，関節疾患が1割，女性では脳卒中・認知症が3割，骨折・転倒，関節疾患が3割．骨折・転倒，関節疾患の割合は各々女性が男性の3倍も多いという特徴がある（図4）．介護する方も介護される方も7割が女性であるということを考えると，閉経後の女性の健康管理は極めて重要で，転倒・骨折を防ぎ，関節を守る予防対策が超高齢社会では不可欠といえよう．健

康長寿のためには，認知症にならないことも重要だ．高齢者の15％は認知症，13％が認知症の境界領域（MCI）と推定されている．合わせると3割近い．MCIの半数は5年で認知症に移行するが，この時期に発見し対応すれば正常に戻すこともできる．認知症になりにくい生活習慣を送り，認知症前段階のMCIの時期に発見し，進行を防ぐことが重要だ．認知症は歳が5歳増えるごとに倍増するので，発症を5年遅らせられれば，半数に減ることになる．インスリン抵抗性や高インスリン血症，耐糖能異常の関与が大きいことが，久山町の研究からも明らかになっている．これらは，内臓脂肪蓄積が関与するメタボリックシンドロームや中年の境界型糖尿病によくみられる病態である．アミロイドβ蛋白の蓄積は50歳代から始まっており，早期からのメタボリックシンドローム，

第1章　Be Careful of 3B & 2C

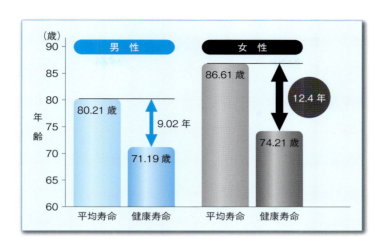

図3　平均寿命と健康寿命の差

資料：平均寿命（平成22年）は，厚生労働省「平成22年完全生命表」
　　　健康寿命（平成22年）は，厚生労働科学研究費補助金「健康寿命における将来予測と生活習慣病対策の費用対効果に関する研究」
[出典] 厚生科学審議会地域保健健康増進栄養部会・次期国民健康づくり運動プラン策定専門委員会
　　　「健康日本21（第二次）の推進に関する参考資料」p25

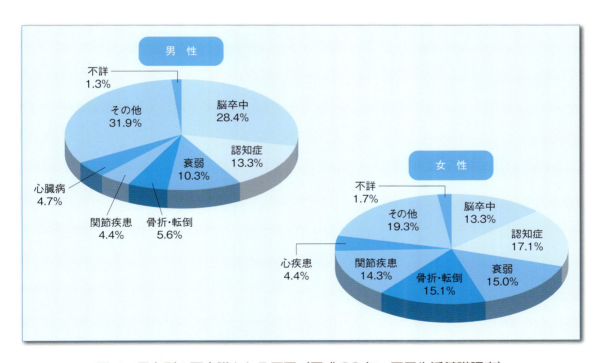

図4　男女別の要介護となる原因（平成26年　国民生活基礎調査）
　　　　　　　　　　　　厚生労働省：2 要介護者等の状況平成25年国民生活基礎調査の概況

境界型糖尿病への取り組みが必要である。睡眠不足だと，摂食中枢を刺激するホルモン，グレリンの分泌が増え太りやすくなるだけでなく，脳の老廃物の排泄が低下し，アミロイドβ蛋白蓄積の誘因となる。健康長寿のためには，質の高い睡眠にも気をつけたい。

Ⅱ　3B & 2C を意識した診療とは？

このような観点から，患者に元気で充実した人生を送って貰うために，3B と 2C を意識した診療を実践することが求められる。実践とは，医師だけでなく患者自身が実行することも含まれる。そのためには医師の熱意に加え，診療の工夫が必要だ。患者に言っただけで実行して貰えなければ，絵に描いた餅だ。本書では，その点についてもわかりやすく解説した。

かかりつけ医として地域の診療を担っておられる，日本中の多くの実地内科医（かかりつけ内科医）の先生方の熱意が，将来の日本を元気なお年寄りが多い社会に変えてくれることを確信している。

今から 25 年後の 2040 年になると，現在 65 歳から 70 歳のベビーブーマー世代が 90 歳代に，第二次ベビーブーマー世代が 65 歳以上の高齢者になり，90 歳の女性が 20 歳の女性より多いという，超高齢社会になる（図5）。元気なお年寄りが多い社会か，寝たきりの多い社会になるか，その選択は，現在の私たちの行動に委ねられている。

Ⅲ　実際に効果があるのか？当院でのアウトカム

3B と 2C そのものにエビデンスがあり，これに重点を置いた診療をすれば心血管疾患やがんで亡くなる患者は減り，総死亡率も減少すると考えられる。ウォーキングの実践により，認知症の発症も抑制でき，骨粗鬆症を診断し薬物療法を施行することにより，骨折

の発症も抑制できると考えられるが，実際はどうなのであろうか？

当院では糖尿病，高血圧，脂質異常症，関節リウマチを中心に 1,600 人の慢性疾患患者の診療を行っている。PCI の患者は 98 名おられるが，そのうち 60 名は当院で行った頸動脈エコー検査で IMT の肥厚があり，大学病院に紹介しステント留置を行っている。この中から心筋梗塞を発症した患者は，無症状で経過観察中の EKG でみつかった心内膜下梗塞 1 例のみである。紹介しなかった患者ないし紹介してもステントの必要がないと判断された患者はリスクが低く，この中からも心筋梗塞を発症した患者は少ない。IMT を指標に，循環器内科と連携することで，心筋梗塞発症は抑制できると考えている。

当院での閉経後女性の骨粗鬆症チェック率は 90％と高い。そのうち 1/3 の患者が実際に骨粗鬆症の治療に入っている。寝たきりの原因になる大腿骨頸部骨折の日本での発症率は高齢者の 1％程度と推定されている。当院の 800 名の女性患者のうち 75％は高齢者なので，本来 18 名位の骨折者がいるはずであるが，この 3 年間に大腿骨頸部骨折を起こした患者は 2 名しかおらず，骨粗鬆症治療の成果と考えている。手術で 2 名とも現在も普通に歩行している。

がん検診受診率は男性では大腸がん71％，胃がん 63％，50 歳以上の PSA チェック 82％。女性では大腸がん 70％，胃がん53％，乳がん 45％，子宮がん 47％と国民の平均受診率より，かなり高い。患者にどうしたらがん検診を受診して貰えるか？　当院での取り組みを紹介する。また，喫煙率は男性18％，女性 5％（平均 11.5％）と，まだ満足できる数値ではないが，日本の平均喫煙率（約 20％）よりかなり低い。

死因に関しては，通院患者の入れ替わり，中断などもあり把握が困難であるが，糖尿病患者を 5 年間フォローした前向き研究があ

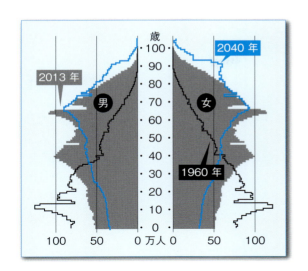

図5 日本の人口ピラミッドの変化

り，当院通院中の糖尿病患者240名も参画し心血管イベントやがん罹患など，総死亡率，死亡原因など詳細に検討できているので，これを提示したい。5年間で7名死亡したが，内訳は肺がんが2名，胃がん1名，脳出血2名，敗血症1名，心不全1名。1年間の平均死亡率は0.58％であった。胃がんで亡くなられた1例は，勧めたが，胃がん検診を受診して頂けなかった患者であった。

心筋梗塞や脳梗塞で亡くなられた患者はいなかった。新規の心筋梗塞の発症は1例あり，IMTの肥厚がみられたが，大学病院に紹介せずステント留置していない患者であった。1年間の平均心筋梗塞発症率は0.08％であった。がんの発症は13件あった。肺がん2例，胃がん3例，大腸がん2例，前立腺がん2例，食道がん1例，乳がん1例，子宮がん1例，腎臓がん1例。肺がん2例と胃がん1例以外の10例は全員，生存している。1年間の平均がん死亡率は0.25％であった。3B & 2Cに重点を置いた診療を実践することにより，総死亡率，心血管イベント発症率，がん死亡率，大腿骨頸部骨折率などの低下が確認できたが，ガイドラインに基づいた生活習慣病の管理，大学病院と連携したAMIリスクの高い患者のステント留置，高いがん検診受診率によるがんの早期発見，低い喫煙率による心血管イベント抑制，がん発症の抑制効果，骨粗鬆症治療の実践に起因していると考えている。

第2章
3B（Blood vessel, Brain, Body）

I Blood vessel 血管
   ―動脈硬化を抑制し，心筋梗塞，脳卒中を予防する

1．高血圧
① 家庭血圧を重視する

　診療所で測った血圧は，患者が緊張していると高くなったり，薬が最も効いている服薬後数時間で測ると低めになっていることもある。これは午前中の診察時間帯にあたる。起床時に自分で測った家庭血圧を指標に血圧を管理することが，心血管イベント発症抑制に最も有効であることが確認され，高血圧ガイドラインでも推奨されている。家庭血圧は重要な起床時の血圧をチェックでき，診察室血圧より，予後予測能が高く，再現性がよく，

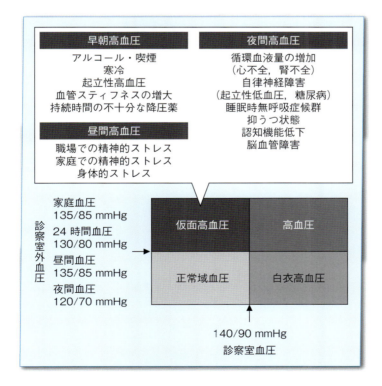

図6　仮面高血圧に含まれる病態とその因子
（高血圧ガイドライン2014 p23より転載）

季節による変動も把握しやすい。服薬順守率も高まる。仮面高血圧や白衣高血圧の診断にも有用である（図6）。

当院でも高血圧が疑われた患者には，家庭血圧の測定を勧めている。血圧計は家電売り場で比較的安価で販売されており，一家に1台は必需品と話し購入して頂いている。指や手首で測定するものは測定に用いる血管が細く，誤差が大きいため，また腕を通すタイプのものは体勢により影響を受けるため勧めていない。タニタやオムロンなどの腕にマンシェットを巻くタイプの自動血圧計の購入を勧めている。血圧計を巻くときに，マンシェットと腕の間に指2本入る位の巻き具合，感知する部位を肘の中央に持ってくることの2点を患者に注意している。ガイドラインでは，診療所血圧は安定してからの3回測定した平均をとるが，家庭血圧ははじめの1回測定のみでいいことになっている。1回目は高く出る患者も多く，当院では2回測定を指示している。

② 年齢や病態に応じた高血圧の診断基準と管理目標値

家庭血圧計による高血圧の診断基準は診療所血圧の基準より収縮期，拡張期ともに5 mmHg 低くなる。リラックスできるので数値が低く出やすいためと思われるが，5という数字にエビデンスはない。高血圧の診断は診療所血圧では 140/90 mmHg 以上なので，家庭血圧計では 135/85 mmHg 以上ということになる。管理目標値も同じ数値だが，至適血圧は診療所血圧で 120/80 mmHg 未満，家庭血圧計では 115/75 mmHg 未満ということになる。75 歳以上の高齢者では，重要臓器の血流障害を避けるため 150/90 mmHg 未満（家庭血圧 145/85 未満）とやや高めでも可である（忍容性があれば 140/90 mmHg 未満）。日本臨床内科医会が日本高血圧学会と共に行った JATOS 研究[1]でも 75 歳以上では，やや高めの管理群で心血管イベント発症はより少なかった。

各疾患における管理目標値を示す（表1）。

糖尿病や CKD（蛋白尿陽性）患者では診療所血圧の管理目標は 130/80 mmHg 未満（家庭血圧 125/75 未満）と厳しくなる。糖尿病腎症で蛋白尿が 1 g/ 日以上になれば，さらに 5 mmHg ずつ低くなる。糖尿病腎症の発症，進展には血糖値と共に血圧の影響が大きいためである。

③ 高血圧診療の進め方 2 次性高血圧の鑑別（表2）

高血圧症の大半は遺伝素因に生活習慣が関

表1　降圧目標

	診察室血圧	家庭血圧
若年，中年，前期高齢者患者	140/90 mmHg 未満	135/85 mmHg 未満
後期高齢者患者	150/90 mmHg 未満（忍容性があれば 140/90 mmHg 未満）	145/85 mmHg 未満（目安）（忍容性があれば 135/85 mmHg 未満）
糖尿病患者	130/80 mmHg 未満	125/75 mmHg 未満
CKD 患者（蛋白尿陽性）	130/80 mmHg 未満	125/75 mmHg 未満（目安）
脳血管障害患者 冠動脈疾患患者	140/90 mmHg 未満	135/85 mmHg 未満（目安）

注　目安で示す診察室血圧と家庭血圧の目標値の差は，診察室血圧 140/90 mmHg，家庭血圧 135/85 mmHg が，高血圧の診断基準であることから，この二者の差をあてはめたものである

（高血圧ガイドライン 2014 p35 より転載）

第 2 章　3B（Blood vessel, Brain, Body）

表 2　2 次性高血圧の鑑別

・原発性アルドステロン症

若年者で治療抵抗性高血圧，若年で脳卒中発症例などに注意。
脱力，周期性四肢麻痺，睡眠時無呼吸症候群，低 K 血がみられることがある。
診断基準
PAC（血漿アルドステロン濃度）/PRA（血漿レニン活性）>200
かつ PAC>120 pg/mL
副腎過形成，線種の有無を腹部 CT で確認。

・クッシング症候群

満月様顔貌，中心性肥満，バッファローハンプ，多毛，皮膚線条，低 K 血症などがみられる。
コルチゾール値が高い。糖尿病を伴うことも少なくない。

・褐色細胞腫

発作性に血圧が上昇し，発汗，動悸，顔面蒼が出現する。
ストレス，運動，排便などで誘発される。
診断にはカテコールアミン 3 分画をチェックする。

・腎血管性高血圧

レニン高値で腹部血管雑音聴取。腎の大きさの左右差が参考になる。
ARB・ACE 投与により，急激な腎機能低下を示すことがある。

与した本態性高血圧であるが，昇圧ホルモンである，レニン，アルドステロン，コルチゾール，カテコラミンなどの産生亢進による 2 次性高血圧を，降圧薬を投与する前に鑑別しておく必要がある。投薬により，ホルモン値が変動するためである。中でも原発性アルドステロン症の発症は従来考えられていたより多く，日本臨床内科医会の調査でも 5％前後みられている[2]。低 K 血症や周期性四肢麻痺は必ずしも認められないのでアルドステロン値をチェックしておく必要がある。カテコラミンは 3 分画をチェックする。

④　生活習慣の改善

　血圧が高ければ，まず生活習慣の改善で 3 ヵ月間フォローする。血圧を下げるには，減塩，禁煙，ウォーキングなどの有酸素運動，肥満があれば減量，節酒が有効であり，これらにはエビデンスがあり，高血圧ガイドラインでも推奨されている。食事では減塩と共に，地中海食などの DASH 食が推奨されている。カルシウムやマグネシウムの多い野菜，適度の果物，魚，オリーブオイルを多く含む食品である。糖尿病患者で生活習慣の改善が困難と思われるケースでは直ちに治療を開始する。心血管イベント発症リスクが高く，経過をみている間にイベントを起こす可能性があるためである。

⑤　減塩指導のコツ（表 3，図 7）

　ガイドラインでは高血圧症では 1 日の塩分摂取を 6 g 未満にする必要がある。3 g 未満にすると高血圧症の患者はいなくなるといわれている。和食は塩分が多くなる傾向がある。日本人の平均塩分摂取量は 10 g 程度なので，1 食 2 g というのはかなり厳しいが，実現できない数値ではない。味噌汁 1 杯で 2 g，漬物小皿（たくあん 4 切れ）で 2 g，醤油やソースをかけたら 2 g なので，1 食 2 g に抑えるには工夫が必要である。味噌汁は 1 日 1 杯にとどめ，具だくさん味噌汁で野菜を多く摂り，汁は飲まない。つけものは食べない，醤油，ソースは最小限にとどめる。そのためには，香味野菜（三つ葉，ネギ，），薬味（しそ，にら，しょうが）調味料（唐辛子，胡椒，マスタードなど），だし（昆布，鰹）などを用い，塩分を少なくしてもおいしく食べられる食事メニューに変えていく必要がある。

　和食と共に生活習慣病に推奨されている地中海食は和食に比し塩分が少ない。納豆についているたれにも塩分が 1 g 含まれている。醤油は 2 g なので半分であるが，まだ多い。当院では納豆にかける調味料の切り札として『醤油ゴマ』を推奨している。1 回分で塩分

表3 生活習慣の修正項目

1.	減塩	6 g/日未満
2a.	野菜・果物	野菜・果物の積極的摂取[*1]
2b.	脂質	コレステロールや飽和脂肪酸の摂取を控える 魚（魚油）の積極的摂取
3.	減量	BMI（体重（kg）÷[身長（m）]^2）が25未満
4.	運動	心血管病のない高血圧患者が対象で、有酸素運動を中心に定期的に（毎日30分以上を目標に）運動を行う
5.	節酒	エタノールで男性20-30 mL/日以下、女性10-20 mL/日以下
6.	禁煙	（受動喫煙の防止を含む）

生活習慣の複合的な修正はより効果的である
[*1] 重篤な腎障害を伴う患者では高K血症をきたすリスクがあるので、野菜・果物の積極的摂取は推奨しない。糖分の多い果物の過剰な摂取は、肥満者や糖尿病などのエネルギー制限が必要な患者では勧められない。

（高血圧ガイドライン2014 p40より転載）

は0.03 g、ごまが含まれているがカロリーは2.5キロカロリーと少ない。納豆以外でも塩や醤油の代用品になるので、有用である。多くの先生方にもお勧めしたい。300円程度で購入出来、1か月くらいもつ。

⑥ 薬物の選択（表4、5）

糖尿病ではARB、ACEが第一選択薬。腎症に対しては輸出細動脈を拡張する薬剤が有用。ARBではニューロタン、イルベサルタン（イルベタン、アバプロ）、ミカルディスに、ACEではタナトリルにエビデンスがある。Ca拮抗薬ではアテレック、コニールは輸出細動脈拡張効果があり、腎症患者に用いている。

糖尿病 → ARB、ACE
心不全 → ARB、ACE、サイアザイド系利尿薬、β遮断薬
冠攣縮性狭心症 → Ca拮抗薬（β遮断薬

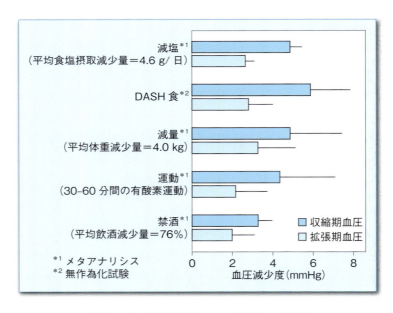

図7 生活習慣修正による降圧の程度
減塩［341］、DASH食［339］、減量［374］、運動［342］、節酒［382］

（高血圧ガイドライン2014 p40より転載）

第 2 章　3B（Blood vessel, Brain, Body）

表 4　主要降圧薬の積極的適応

	Ca 拮抗薬	ARB/ACE 阻害薬	サイアザイド系利尿薬	β 遮断薬
左室肥大	●	●		
心不全		●*1	●	●*1
頻尿	● （非ジヒドロピリジン系）			●
狭心症	●			●*2
心筋梗塞後		●		●
CKD（蛋白尿−）	●	●	●	
CKD（蛋白尿＋）		●		
脳血管障害慢性期	●	●	●	
糖尿病/Mets*3		●		
骨粗鬆症			●	
誤嚥性肺炎		● （ACE 阻害薬）		

*1 少量から開始し，注意深く漸増する，*2 冠攣縮性狭心症には注意，*3 メタボリックシンドローム
（高血圧ガイドライン 2014 p46 より転載）

は使用注意）
労作性狭心症→β 遮断剤，Ca 拮抗薬
陳旧性心筋梗塞→耐糖能異常の合併が
　　　　　　　多く，ARB，ACE
腎不全　ARB（肝排泄），Ca 拮抗薬（肝
　　　　代謝）
肝障害→ ACE（腎排泄），利尿薬（腎排
　　　　泄）
低 K 血症→スピロノラクトン（アルダ
　　　　　クトン A—K 保持性利尿薬）
妊婦→アルドメット
誤嚥性肺炎→ ACE
骨粗鬆症→サイアザイド系利尿薬
禁忌→喘息，高度徐脈（β 遮断薬，αβ 遮
　　　断薬）肝障害（アルドメット））
　　　低 K 血症（利尿薬）
　　　高 K 血症，妊娠（ARB，ACE）

⑦　季節による変動と降圧の薬の変更
　　夏と冬では気温の変動により血圧は

表 5　主要降圧薬の禁忌や慎重投与となる病態

	禁忌	慎重使用例
Ca 拮抗薬	徐脈（非ジヒドロピリジン系）	心不全
ARB	妊娠 高 K 血症	腎動脈狭窄症*1
ACE 阻害薬	妊娠 血管神経性浮腫 高 K 血症 特定の膜を用いるアフェレーシス/血液透析*2	腎動脈狭窄症*1
利尿薬 （サイアザイド系）	低 K 血症	痛風 妊娠 耐糖能異常
β 遮断薬	喘息 高度徐脈	耐糖能異常 閉塞性肺疾患 末梢動脈疾患

*1 両側性腎動脈狭窄の場合は原則禁忌
*2 ACE 阻害薬を参照
（高血圧ガイドライン 2014 p46 より転載）

10 mmHg 以上異なる。季節により，降圧薬を変更する必要がある。当院では冬，夏，春・秋の3種類を使い分けている患者が多い。脂質異常症だけの患者は毎月の診療の必要はないと思われるが，高血圧症の患者は毎月の受診を指示している。残暑が長引いた9月下旬と10月中旬の寒い日では夏と冬くらい温度差があることもあり，毎月必ず受診して貰い，家庭血圧を参考に変更している。糖尿病患者ではARBとCa拮抗薬の併用が多いので，合剤を使用している患者が少なくない。合剤中のCa拮抗薬含有量の変更（多い，少ない，なし）などで3時期に対応できるケースが多い。

2. 脂質異常症
① 脂質異常症診療の進め方

　2015年4月，11学会と日本医師会，日本医学会の合同会議で脳心血管病予防に関する包括的リスク管理チャートが発表された。脂質異常症では，カテゴリー（リスク）の簡易判断表が示されている。糖尿病・CKD・脳梗塞・PADの既往や合併はカテゴリーⅢ（高リスク）で，LDLコレステロール値の管理目標値は120 mg/dl未満となる。リスク因子として喫煙，高血圧，低HDL-C，家族歴（早発性冠動脈疾患，男性55歳未満，女性65歳未満），耐糖能異常の5項目が挙げられ，女性の場合は，40歳から59歳では1個で低リスク，2個で中リスク，60歳から74歳では1個で中リスク，2個以上で高リスクとなる。男性の場合，40歳から59歳では1個で中リスク，2個で高リスクとなる。60歳から74歳では1個あれば高リスクとなる（表6）。

　60歳以上ないし男性でカテゴリーは1つ上がると覚えておくと忘れない。LDLコレステロール値の管理目標は低リスクでは160 mg/ml未満，中リスクでは140 mg/dl未満，高リスクでは120 mg/dl未満となる。

表6　リスク因子と個々の病態に応じた管理目標の設定：脂質異常症

下記に加え全てのリスクカテゴリーで，HDL-C≧40 mg/dL，TG＜150 mg/dL
①カテゴリーⅠ（低リスク）：LDL-C＜160 mg/dL（non HDL-C＜190 mg/dL）
②カテゴリーⅡ（中リスク）：LDL-C＜140 mg/dL（non HDL-C＜170 mg/dL）
③カテゴリーⅢ（高リスク）：LDL-C＜120 mg/dL（non HDL-C＜150 mg/dL）
カテゴリー（リスク）の簡易判断

	リスク因子	40～59歳	60～74歳
男性	1個	中リスク	高リスク
	2個	高リスク	高リスク
女性	1個	低リスク	中リスク
	2個以上	中リスク	高リスク

＊リスク因子：喫煙，高血圧，低HDL-C，家族歴，耐糖能異常
＊糖尿病・CKD・脳梗塞やPADの既往や合併は，年齢や性別に関わらず高リスクである

　例えば，喫煙する60歳代の男性は高リスクなので120 mg/dl未満となる。一方，高血圧を伴った60歳未満の女性の場合は，低リスクで160 mg/dl未満ということになる。nonHDL-CとしてLDL-Cに各々30を加えた数値未満が管理目標として示されている。nonHDL-C値は総コレステロール値からHDLコレステロール値を引いたものだが，LDL-C，TGとは独立したリスク因子で，食事の影響を受けない。TGが高くかつnonHDL-Cの高い症例は，心筋梗塞のリスクが高くなる。2018年の特定健診の改定時には，診断基準に加わることが検討されている。その際は190 mg/dl以上が要指導となると思われる。75歳以上の管理目標値に関しては示されていないので，主治医の判断に委ねられる。2次予防のエビデンスはあるので，心筋梗塞の既往のある患者は厳格に管理すべきであろう。高齢者は心血管イベント絶対リスクがより高くなることから，私は60

歳以上の基準に準じているが，認知症や QOL 低下，他の疾患の合併なども考慮して治療方針を決めている。包括的ガイドラインは日本内科学会のホームページからもダウンロードできるようになっている。

② 食事指導のコツ

厚生労働省「日本人の食事摂取基準（2015年版）」からコレステロール摂取量の目標値上限（男性 750 mg/ 日，女性 600 mg/ 日）の記載が削除された。健常人においてコレステロール摂取量と血中コレステロール値の間の相関に関するエビデンスはないためである。

日本動脈硬化学会は 2015 年 5 月にコレステロール摂取量に関する声明文を発表。健常人と高コレステロール血症患者の相違について言及し，高コレステロール血症患者では，コレステロール摂取量 200 mg ／日以下，飽和脂肪酸 7 ％未満，トランス脂肪酸の摂取を減らす，食物繊維の摂取を増やすことを提唱。高齢者では蛋白不足にならないよう指導する必要がある。高 LDL コレステロール血症の患者の約半数が，卵摂取により LDL コレステロール値が上昇すると考えられている。卵の影響を知るには，1 ヵ月間卵を食べないで LDL コレステロール値が低下するかどうかを確認する。卵摂取で増加するようなら，鶏卵と魚卵（いくら，シシャモ，かずのこ，たらこなど）の摂取を制限する。卵は安価で良質の蛋白源なので，感受性のない患者には安易に制限しない方がいい。コレステロールの含有量の多い食品を示す。飽和脂肪酸は脂の多い肉に多く含まれている。ベーコン，サラミ，ソーセージ，サーロイン，コンビーフ，ロースハムなど。肉であればヒレ肉やボンレスハムなど脂の少ない肉を選んでもらう。鶏肉は皮の下に多く含まれているが，皮をとれば少ない。魚，豆腐，納豆の比率を増やしてもらう。インスタント食品などで植

物油と記載されているパーム油もステアリン酸という飽和脂肪酸の含有量が多いので注意する必要がある。患者にはマーガリンなどに含まれるトランス脂肪酸は摂取しないよう勧めている。果物，野菜，海藻，きのこのような食物繊維の多く含まれる食品を摂ると便中に排泄されやすくなる。

心血管イベント発症に直接関連するのは，LDL コレステロール値そのものよりも，粒子の小さい small dense LDL で中性脂肪値が高いほど粒子が小さくなる。中性脂肪値にも目を向ける必要がある。中性脂肪を代謝するリパーゼの作用にはインスリンが必要なため，インスリン抵抗性が生じると中性脂肪値は上昇する。善玉コレステロールの HDL コレステロール値は中性脂肪が代謝される過程で作られるので，中性脂肪とはシーソー関係になる。患者に説明する時は『過食と運動不足と肥満が共通で，お父さんの場合は車通勤とアルコール，お母さんはケーキとクッキー，おばあさんは大福と果物，子供の場合はおやつと清涼飲料水の摂りすぎ』と話すと覚えていて貰える。逆に，青み魚（いわし，さば，さんま，まぐろ）など ω—3 の多い食材は中性脂肪値を下げるので多く摂るよう推奨している。

③ 薬物療法の実際

高 LDL コレステロール血症に対しては多面的効果を有し，エビデンスのあるスタチンを用いる。メバロチン，リポバス単剤で管理目標値を達成できなければクレストール，リピトール，リバロなどのストロングスタチンに変更する。常用量で効果がなければ最大用量まで増量していくか，ゼチーアを併用する。筋肉痛などでスタチンが使えなければゼチーアないしコレバインを用いる。LDL コレステロール値は下げないが HDL の機能を高める効果のあるロレルコやシンレスタールなども動脈硬化抑制の目的で用いられる。心

血管イベントリスクが高くスタチン単独で管理目標値が達成できないケースでは家族性高コレステロール血症の症例も含めPCSK9モノクローナル抗体〔エボロクマブ注（遺伝子組み換え）レパーサ皮下注140 mgシリンジで，2週に1回ないし月に1回皮下注射することも可能である。PCSK9はLDL受容体を分解し，血中LDLを上昇させる。スタチン使用により，LDL受容体が増えることの反動でPCSK9も増加していることが多いため，併用で効果が増強される。ヘテロFHは現行の併用療法を行っても100 mg/dl未満を達成しているのは半数程度と考えられている。心血管イベント発現リスクが高い高コレステロール血症として，家族性高コレステロール血症以外に，再発リスクの高い冠動脈疾患既往として，①急性冠症候群発症後1年以内の患者，②複数回の冠動脈イベントの既往，③非心原性脳梗塞や糖尿病，CKD，PADの合併が挙げられる。

家族性高コレステロール血症（FH）のヘテロFHは人口200～500人に1人と高率にみられ，出生時より高LDL-コレステロール血症を示すため，早期に冠動脈疾患を発症する。

早期に診断し，LDL-Cを100 mg/ml未満に管理し，同時に血縁調査を実施し，子供，親，兄弟姉妹，祖父母の中から患者を見出す必要がある。未治療時のLDL-C180 mg/dl以上（250 mg/dl以上で強く疑う），腱黄色腫・皮膚結節性黄色腫（図8），早発性冠動脈疾患の家族歴のうち2項目で診断する。アキレス腱の軟線撮影9 mm以上で通常診断されることが多いが，3割の患者には腱黄色腫は出現しない。早発性冠動脈疾患の家族歴（男性55歳未満，女性66歳未満）の聴取が重要である。

50歳未満の明瞭な角膜リングも参考になる。アキレス腱の肥厚は頸動脈エコー検査用のプローブを使っても確認できる。

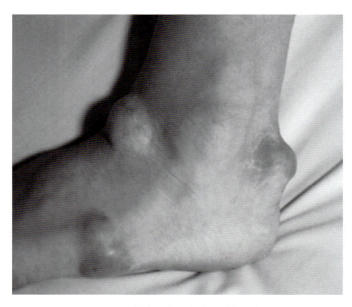

図8　腱黄色腫・皮膚結節黄色腫
出典：洞庭賢一　目で見る　日本臨床内科医会会誌第28巻第5号2014（平成26）年3月
（症例提供：日本臨床内科医会　顧問，柴田昭）

④　高中性脂肪血症の治療

中性脂肪に関しては，背後にある中性脂肪値が高くなる病態（インスリン抵抗性，高インスリン血症）そのものが動脈硬化を促進する。薬物で中性脂肪値は下がるが，根本的な解決にはならないので，生活習慣の改善が不可欠である。

中性脂肪値を下げる薬物にはトライコア，ベザトールなどのフィブラート系薬物，EPA，DHAなどのω3関連薬（エパデール，ロドリガ）がある。

PCSK9モノクローナル抗体（エボロクマブ注（遺伝子組み換え）レパーサ皮下注140 mgシリンジで2週に1回ないし月に1回皮下注射，あるいはアリロクマブ注（遺伝子組み換え）プラルエント皮下注75 mg（効果不十分な場合150 mg）を2週間に1回皮下注射することも可。

3.　糖尿病

糖尿病は血糖値が高い状態が持続することにより，さまざまな合併症を引き起こす病気で，寿命を平均，男性で9年，女性で13年短縮させる。合併症には，従来，細小血管病変として網膜症，腎症，神経障害が，大血管障害として心筋梗塞，脳梗塞，ASO（閉塞性動脈硬化症）が知られているが，近年，歯周病，がん，認知症，うつ病，骨粗鬆症，NASH（非アルコール性脂肪肝炎），過活動膀胱なども合併症として注目されている。生活習慣の欧米化により近年，急増している（50年間で35倍）。予備群と呼ばれる境界型の段階から心血管疾患，認知症，がん等のリスクが高まる。要介護の主要な原因である脳卒中，認知症，骨折のすべてに密接に関与していることから，健康寿命延伸の観点からも。発症予防，早期からの対応が重要である。

2型糖尿病の自然経過では，主に内臓脂肪の蓄積に伴って糖尿病発症前からインスリン

糖尿病とはどのような病気？
• 血糖値が高い状態が持続することにより，様々な合併症を引き起こす。
• 要介護の主要な原因である脳卒中，認知症，骨折のすべてに密接に関与。
• 近年，生活習慣の欧米化により急増している。（50年間で35倍）
• 予備群と呼ばれる境界型の段階から心血管疾患，認知症，がん等のリスクが高まる。
• 日本人の平均寿命より，男性9年，女性13年短縮。
• 発症予防，早期からの対応が重要。

糖尿病の合併症	
以前から知られている合併症	最近関連が明らかとなった合併症
• 網膜症 • 腎症 • 神経障害 • 心筋梗塞 • 脳梗塞 • 閉塞性動脈硬化症（ASO）	• 歯周病 • がん • 認知症 • うつ病 • 骨粗鬆症 • 非アルコール性脂肪肝炎（NASH） • 過活動膀胱

抵抗性が生じ，代償性にインスリン分泌が亢進し，その後，膵臓の疲弊により，膵β細胞の量・機能の低下によってインスリンのレベルが急激に低下する。発症10年以上前から血糖値は正常範囲内であっても高いことが多いが，インスリン分泌の低下に伴い，まず食後血糖値が上昇し（追加分泌障害），その後空腹時血糖値が上昇し（基礎分泌障害），糖尿病と診断されるに至る。

2型糖尿病発症における環境因子は身体活動量の低下と食事の内容の関与が大きく，食事療法，運動療法が発症抑制に効果がある。糖尿病発症リスクの高い境界型への生活介入研究でも，50〜60％の発症抑制が示されている。

糖尿病治療の目標は血糖，体重，血圧，血清脂質の良好なコントロール状態を維持し，

① 糖尿病，境界型診療の進め方

健常人においては，肝臓に流れ込む糖の2/3は肝臓に取り込まれ，その後血中に流れた糖は骨格筋，脂肪組織に取り込まれることによりコントロールされるため，食後血糖値が 140 mg/dl を超えることがない。インスリンの分泌遅延，インスリン抵抗性によりインスリン作用が低下すると，まず食後血糖値が上昇してくる。

糖尿病の診断は高血糖が慢性に持続していることを証明することによって行う。別の日に行った検査で，糖尿病型が再確認できれば糖尿病と診断できる。ただし，初回検査と再検査の少なくとも一方で，必ず血糖値の基準を満たしていることが必要で，HbA1c のみの反復検査による診断は不可である。

血糖値と HbA1c を同時測定し，ともに糖尿病型であることが確認されれば，初回検査のみで糖尿病と診断できる。

血糖値が糖尿病型を示し，かつ次のいずれかが認められる場合は，初回検査だけでも糖尿病と診断できる。

1) 口渇，多飲，多尿，体重減少などの糖尿病の典型的な症状。
2) 確実な糖尿病網膜症。

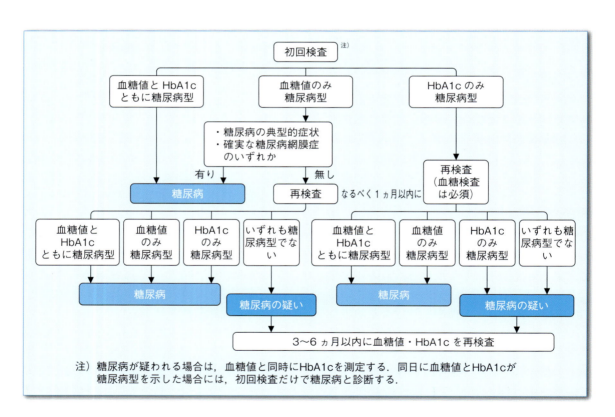

図9 糖尿病の臨床診断フローチャート
日本糖尿病学会糖尿病診断基準に関する調査検討委員会：糖尿病の分類と診断基準に関する委員会報告．
糖尿病 55：494，2012 より一部改変
日本糖尿病学会編・著：糖尿病治療ガイドライン 2016-2017，p21，文光堂，2016

過去において条件が満たされていたことが確認できる場合には，現在の検査値が条件に合致しなくても糖尿病と診断するか，糖尿病の疑いを持って対応する必要がある。糖尿病の判定が困難な場合には，なるべく1ヵ月以内に再検査を行う。それでも判断がつかない場合は糖尿病の疑いを持って，3〜6ヵ月以内に血糖値とHbA1cを同時に測定し再判定する。

空腹時血糖値を用いるときは，絶食条件の確認が特に重要である。1回目の判定が随時血糖値を用いた場合は，2回目は他の検査方法を用いることが望ましい。検査においては，原則として血糖値とHbA1cの双方を測定するものとする。HbA1cが見かけ上低値となりうる疾患・状況がある場合には，必ず血糖値による診断を行う。HbA1cが低めに出る場合としては，急激に発症・増悪した糖尿病，鉄欠乏性貧血の回復期，溶血（赤血球寿命の短縮），失血後（赤血球生成の亢進），肝硬変，エリスロポエチンで治療中の腎性貧血などが挙げられる。

現在糖尿病が否定できない以下のグループでは，75gOGTTが強く推奨される。
・空腹時血糖値110〜125mg/dlのもの
・随時血糖値が140〜199mg/dlのもの
・HbA1cが6.0〜6.4%のもの
また，将来糖尿病を発症するリスクが高い以下のグループでは，75gOGTTを行うことが望ましい。空腹時血糖値が100〜109mg/dl，ないしHbA1cが5.6〜5.9%のもの。高血圧，脂質異常症，肥満など動脈硬化のリスクを持つものは，特に施行が望ましい。

75gブドウ糖負荷試験で空腹時血糖値110mg/dl未満，かつ2時間血糖値140mg/dl未満を正常型といい，正常型でも糖尿病型でもないものを境界型という。

境界型でも75gOGTTでインスリン指数（ΔIRI/ΔBS）が0.4以下，負荷後2時間後血糖値が高い群（170〜199mg/dl）は糖尿病に進展しやすい。

② 初診時にすべきこと　2回目以降の流れ

病歴聴取の注意点を述べる。受診の動機は健診などで糖尿病が疑われたケースが多いと思うが，転居に伴う紹介などさまざま患者の病識や糖尿病という病気の捉え方がわかる。主訴としては，糖尿病は通常無症状である。高血糖などの代謝異常による症状としての口渇，多飲，多尿，体重減少，易疲労感は空腹時血糖値が200mg/dl以上にならないと出現しない。視力低下，足のしびれ感，歩行時下肢痛，勃起障害（ED），無月経，発汗異常，排尿障害，便秘，下痢，足潰瘍，壊疽など合併症の症状の有無も聞いておく。ケトアシドーシスの場合，腹痛，嘔吐といった消化器症状で受診する場合があるので，注意する。

既往歴としては，膵疾患，内分泌疾患，肝疾患，胃切除など高血糖になりやすい病態の有無を確認する。喫煙歴，飲酒習慣も聞いておく。肥満，高血圧，脂質異常症，虚血性心疾患の有無と経過を聞く。体重歴も重要。20歳時の体重，過去の最大体重と年齢，体重の経過を把握する。最大体重後数年以内に発症するケースが多い。

女性の場合は，妊娠・出産歴，妊娠糖尿病の有無，自然流産や奇形児出産の既往，巨大児や低体重児出産でなかったかを確認する。

家族歴としては，血縁者の糖尿病の有無，発症年齢，治療内容，合併症の有無，死亡年齢と死因，肥満の有無を聞いておく。親・兄弟に糖尿病がある場合，インスリン初期分泌が低下しているケースが多い。

治療歴として，糖尿病と診断されてから受けた指導や治療内容，コントロール状況，継続状況，症状経過，合併症の内容と治療経過，医療機関名と主治医名，眼科など他科の受診歴も聞いておく。

病気に関する知識と生活歴も聞く。糖尿病に関する教育を受けたことがあるか。日常の

身体活動度と運動の種類など具体的に聞く。職業など，現在の家族構成，生活状態（独居老人，高齢世帯，単身赴任など）も食事，運動など患者の生活環境を知る上で重要である。

③　身体所見のポイント

乾燥，緊張低下，変色，水泡症，白癬・カンジダなどの感染症，爪病変，湿疹，陰部掻痒症など確認する。項，頸部，腋窩などにみられる黒褐色の色素沈着（黒色表皮腫），後頭部から肩にかけて皮膚が硬くなる浮腫性硬化症は著しい高インスリン血症を示唆し，インスリン受容体異常症Aを疑う。Dupuytren拘縮は皮膚の下にある手掌腱膜が肥厚，収縮し，ひきつれ，屈曲拘縮を起こしたもので，第4, 5指から始まることが多い。甲状腺機能亢進症の合併も多いので，触知し腫大などを確認する。口腔も診る。口腔内乾燥，齲歯，歯周病，歯牙欠損の有無を確認する。

下肢の診察を行う。足背動脈（健常人でも走行異常のため1割は触知しない）や後脛骨動脈（壊疽に関与する足裏の血流を支配—内踝の踵側直下で触知）の拍動減弱・消失はASO（閉塞性動脈硬化症）を疑う。浮腫，壊疽，潰瘍，胼胝形成などの有無も観察する。神経系のチェックも行う。感覚障害，振動覚低下，腱反射低下・消失（アキレス腱反射など），起立性低血圧，発汗異常，排尿障害，勃起障害，腓腹筋の把握痛，臀部筋萎縮など有無を確認する。アキレス腱反射は背筋，腕を伸ばし壁に手をついた姿勢（バビンスキーポジション）で検査する。振動覚検査はC128音叉を用いる。振動させた音叉を内踝に当て，振動を感じなくなるまでの時間をカウントする。当ててからではなく，振動させた時点からの時間をカウントし，10秒以内を減弱と判断する。

④　糖尿病の血糖コントロール目標（HbA1c値）

治療目標は，年齢，罹病期間，低血糖の危険性，サポート体制などに加え，高齢者では認知機能や基本的ADL（食事，排泄，入浴など），手段的ADL（買い物，洗濯，金銭管理，服薬管理など），併存疾患なども考慮して個別に設定する。ただし，加齢に伴って重症低血糖の危険性が高くなることに十分注意する。

高齢者では低血糖を起こす可能性のあるインスリン，SU薬などを使用患者には，HbA1cに下限閾が設けられた。65歳以上ではHbA1c下限閾6.5％以上（コントロール目標7.5％未満），75歳以上では7％以上（同8％未満），中等度以上の認知症，基本的ADL低下，多くの併存疾患や機能障害の場合（カテゴリーⅢ）は7.5％以上（同8.5％未満）。通常，低血糖を起こさないDPP4阻害薬などでは下限閾はなく，7％未満がコントロール目標となるが，カテゴリーⅢでは8％未満となる。

⑤　患者に必要な療養指導

糖尿病は生活習慣との関わりが大きく，食事療法と運動療法は車の両輪である。運動には有酸素運動の代表であるウォーキングを推奨している。インスリン抵抗性改善効果やエネルギー消費による肥満解消などさまざまな効果が期待できる。ランニングよりウォーキングのほうがHbA1cの低下が大きいと報告されている。脂肪筋，脂肪肝の改善効果が大きいためと考えられている。筋トレ，ストレッチも有用である。これに関しては後述する（42頁）。

⑥　糖尿病の実践的食事指導

適切なエネルギー量，バランスのよい食事と共に，血糖値が上がりにくい食事の取り方について述べる。野菜，海藻，きのこなどの

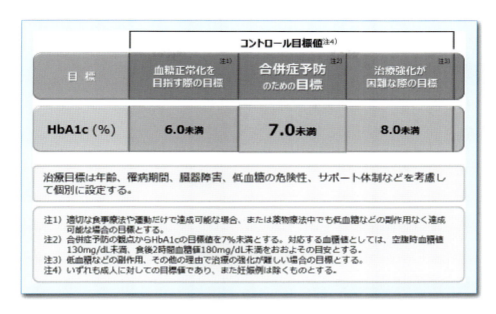

図10　血糖コントロール目標
日本糖尿病学会編・著；糖尿病治療ガイド2016-2017, p27, 文光堂, 2016

食物繊維の多い食物から先に食べる。次におかず，最後に主食をやや控えめに摂取すると，食後血糖値を抑えることができる。

　肥満がある場合は腹八分目が基本であるが，どうしても食べてしまう人には図11のような方法を紹介する。

⑦　薬物療法の実際
薬物療法のポイント

　日本糖尿病学会による内服薬の分類を示す（図12）。本邦ではどの薬から始めても可とされている。どの薬から開始するかは，患者の病態と生活環境，生活習慣を考慮して決定する。GLP1受容体作動薬の注射は，血糖降下作用が強く，単剤では低血糖が起こりにくく，体重減少効果もあるので，在宅医療の現場でも用いられている。インスリンではないので，インスリン分泌の枯渇したインスリン依存状態の患者に用いてはならない。

　低血糖症状（冷や汗，動悸，手のしびれ）とその対策（ブドウ糖投与など）について患者と家族に事前に必ず話しておく。

　欧米のポジション・ステートメントでは第一選択薬はメトホルミンで，使用可能な範囲で最大用量用いる。欧米は肥満患者が多く，安価であることも選択の理由である。第二選択薬は，α-GI，グリニド薬以外のすべての糖尿病薬となっている。日本人にはDPP-4阻害薬が有効なことが多く，第一選択薬としても用いられている。α-GIはIDF（国際糖尿病連合）では第二選択薬の一つになっており，主食の多い日本人に合っていることから，同じカテゴリーと考えていいだろう。各薬物について特徴を解説する。

●α-GI

　α-グルコシダーゼを阻害することにより，食後血糖の上昇を穏やかにする。グルコバイ，ベイスン，セイブルの3剤が発売されている。セイブルは1時間値の上昇を特に抑える。下痢の頻度が高い。グルコバイは放屁，便秘が多い。ベイスンは他の2剤に比し，腹満，鼓腸などの消化器症状が少な

○ 患者さんに接するときの重要なポイント

　　すでに症状を呈している患者さんに対しては生活習慣改善により症状が軽減できることを話す。
生活習慣を改善すると
・口の渇きが改善することがある
・だるさが改善することがある
・夜トイレにいく回数が少なくなる
・足がつらなくなることがある
・しびれが改善することがある
・ED が改善することがある　　　　　など がある。

○ 食事の摂り方の問題点とその対策

●遅い夕食

問題点	エネルギーとして消費されにくく，体脂肪に変換されやすい 太りやすく，中性脂肪も高くなる 間食を摂る機会も多くなる
対策	食後 2 時間程度起きている 起きてから食べる

●朝食抜き

問題点	食事の回数が減るため，1 回の食事量が多くなる 食後の血糖値が上昇しやすい ビタミン，ミネラル，食物繊維の摂取量が少なくなる 筋肉が分解されやすくなる
対策	いつもより早く起きる

●間食の回数・量が多い

問題点	総カロリーが増える　膵臓に負担がかかる
対策	見えないところに置く 買いだめしない 買い物は満腹の時に行き、あらかじめ決めたものだけを買う どうしても甘いものが食べたくなったら，遠い店に歩いて買いに行く ながら食いをしない 本当におなかがすいているのか自問する 食べる場所を決めて，食べた量を把握する どうしても間食がやめられない場合，低カロリーのものを食べる（ところてんやキャベツなど） 甘いもの，油ものは避ける

●冠婚葬祭や会食が多い

問題点	着席の会食は摂取量が多くなる 立食では中途半端になってしまうため，帰宅してからまた食べて しまう
対策	揚げ物の衣は残す ご飯を残す パンを減らす 帰宅してから食べないようにする

●接待が多い

対策	比較的低カロリーの料理を選ぶ つがれない酒を飲む（ウィスキー，焼酎） つまみは野菜スティック，最後に屋台ラーメンはやめる。

図 11　食事の摂り方の問題点とその対策

○ 食事内容の問題点とその対策

●野菜不足

問題点	値段が高い 調理に時間がかかる 買い置きしにくい 不足しがちになる
対策	茹でると多く摂れる 味噌汁にいれる きゅうりやトマトを丸かじりする 電子レンジでおひたしにする 冷凍野菜を利用する キャベツを毎食前にそのまま食べる（噛むことで満腹中枢を刺激，キャベジンの基で胃に やさしい，飽きにくい）

●動物性脂肪が多い

問題点	カロリーが高い インスリンの効きが悪くなる
対策	和食中心にする 植物性蛋白質を増やす

●主食が多い

問題点	主食（糖質）の過剰摂取は血糖値を上昇させる
対策	脳のエネルギーとして必要な糖質は 500 Kcal 1 食あたりご飯 1 膳，あるいは食パン 1 枚 繊維質の多い食材をごはんに混ぜて嵩を増やす 炊き込みご飯を冷凍しておくとよい

●塩分が多い

問題点	糖尿病腎症や高血圧を合併した糖尿病患者の塩分摂取量の目標値 は 1 日 6 g 以下。醤油やソースを料理にかけると＋2 g になる
対策	レモンや酢，減塩醤油などを使う 香味野菜を取り入れる 薬味やスパイスを取り入れる 醤油ゴマを使う（納豆 1 回分 0.03 g，2.5 Kcal）

図 11 のつづき

い。ベイスン，セイブルの副作用は通常 1 週間以内，グルコバイは数週以内に軽減ないし消失する。グルコバイは使用後半年間は月 1 回肝機能検査を行う必要がある。ベイスンも肝機能障害の報告があり投与開始半年間は特に注意して用いる。セイブルは腎排泄のため，クレアチニン値 2.0 mg 以上の症例には投与しない。薬効はセイブル（75）＞グルコバイ（100）＞ベイスン（0.3）。夕食時のみから始めて，慣れてから朝，昼と増やす方法もある。同じ食後高血糖改善薬でも α-GI は

グリニドに比し心血管抑制のエビデンスがある。単剤使用にて低血糖は起こりにくい。投与初期は夕食直前のみ投与でも可である。

注意事項：耐糖能異常における 2 型糖尿病の発症抑制の場合，ベイスン 0.2 mg のみ使用可。IGT で食事，運動療法 3 カ月以上施行しても改善せず，高血圧，脂質異常症（高中性脂肪，低 HDL コレステロール），肥満，2 親等以内の糖尿病家族歴のいずれかを有する場合のみ適応である。

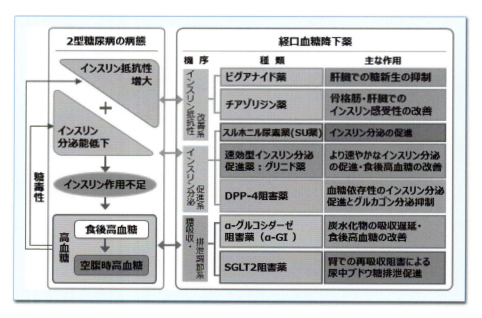

図12　病態に合わせた経口血糖降下薬の選択
日本糖尿病学会編・著；糖尿病治療ガイド2016-2017, p31, 文光堂, 2016

● メトホルミン

　肝臓における糖新生抑制，腸管からのブドウ糖吸収抑制，末梢組織のブドウ糖取り込みの増加により血糖値を下げる。インスリン抵抗性のある症例（特に高インスリン血症）が適応。肥満例でも非肥満例でも効果がある。安価で，低血糖を起こしにくく，体重が増えにくい，がん予防効果の報告がある，GLP-1分泌を増やす，などメリットが多く欧米では第一選択薬となっている。重篤な副作用として乳酸アシドーシスがあるが，頻度は3万人に1人程度で適応を守れば通常起きない。高齢者，腎機能低下例では乳酸アシドーシスが起こりやすい。メトグルコのみ2,250 mgまで使用できる（他のメトホルミンは750 mgまで）。高齢者の場合，メトグルコ以外は禁忌。メトホルミン，メトホルミンMTは先発品，後発品を含め薬価に差がないので，メトグルコの使用を勧める。

　eGFRが30 mL/分/1.73 m²未満の場合，脱水や脱水状態が懸念される下痢，嘔吐等の胃腸障害のある患者，過度のアルコール摂取の患者，高度の心血管・肺機能障害（ショック，急性うっ血性心不全，急性心筋梗塞，呼吸不全，肺塞栓など低酸素血症を伴いやすい状態），外科手術前後の患者では禁忌。eGFRが30〜45の場合，軽度〜中等度の肝機能障害，には慎重投与。

　シックデイの際には脱水が懸念されるので，いったん服薬を中止し，主治医に相談する。高齢者では慎重投与（特に75歳以上の高齢者）下痢し易いので，漸増する。250 mg 2錠から開始し，効果が不十分であれば6錠まで増量する。

　高齢者でなければ最大9錠まで増量できるが，量に比例し下痢の頻度が増えるので，最大量まで使える人は少ない。

● SU薬

　血糖降下作用が強いが，膵臓のSU受容体に持続的に結合し，強制的にインスリンを分

泌させるので，膵の疲弊を招きやすく，低血糖も起こしやすい。使うとしても最少量に留めたい。オイグルコン，アマリール，グリミクロンHAが主として用いられている。オイグルコンは血糖降下作用が特に強いが，心筋細胞にも作用し，心筋梗塞を起こした際の心筋を守る働きを阻害したり，顕著な低血糖を起こしやすい。SU薬の中では，心筋細胞に作用しないグリミクロンHAを第一選択薬と考えていい。アマリール1mgがグリミクロンHA30mgに相当。アマリール1mgからの切り替えは，グリミクロンHA20mgで開始し増増する，効果不十分であればアマリールを選択する。

● グリニド薬

SU受容体に短時間しか結合しないため，食直前に服用すると，食後の血糖値の上昇を抑制する。血糖降下作用は弱く，低血糖を起こしにくい。空腹時血糖値が高くない食後高血糖，特に初期インスリン追加分泌の低下している患者に使いたい。スターシス（ファスティック，グルファスト，シュアポスト）がある。前2者は腎機能障害のある場合は慎重投与だが，シュアポストは使用できる。

注意事項

速やかに血糖値を下げるので食直前に投与する。SUと同じ部位に作用するので，併用はしない。

● チアゾリジン誘導体

ピオグリタゾン（アクトス）のみが発売されている。白色脂肪細胞の核内受容体（PPARγ）に結合し，肥大した脂肪細胞を減らし分化した小型脂肪細胞を増加させ，TNF-α，FFAなどのインスリン抵抗性惹起物質を減らし，アディポネクチンを増やすことでインスリン抵抗性を改善する。肝臓や骨格筋の細胞内脂肪蓄積を減らす。肥満例に有効だが，非肥満でも効果があるケースも少なくない。食事療法が守れないと顕著に体重が増えるので，節制できる患者のみに使用したい。対象を選べば現在でも有用かつ必要な薬物である。少量でも効果がある。女性ではむくみが出やすい。むくみやすい人，心不全，骨折既往のある女性，喫煙者には投与しないほうがいい。膀胱がんの患者は禁忌，既往は使用できるが用いることもないと思う。女性では15mg半錠でも効果があるケースが少なくない。効果判定は数カ月後以降に行う。効果があってむくむ時は，1/4錠に減量ないしラシックス（10mg）追加している。45mgまで使用可能であるが，男性では膀胱がん，女性では骨折リスク回避のため少量投与を基本としたい。

注意事項：浮腫は女性，インスリン併用時，糖尿病合併症発症例，45mgに増量時に多くみられる。減量により改善しない時はループ利尿薬（フロセミド）の投与などを考慮する。

膀胱がんのリスクについて事前に患者に話しておくことが義務づけられている。フランスの調査では，男性で10,000人投与して膀胱がん発症が1人増えた。日本人では膀胱がんは欧米に比し少ない。膀胱がんは一般に喫煙で5倍，コーヒー摂取が多いと2倍リスクが増える。当院では膀胱がんの既往・罹患患者が12人いるが，全員アクトス服薬の既往はない。喫煙歴，コーヒー摂取の多い患者には投与していないためと考えている。

● DPP-4阻害薬

食物が消化管を通過する時に分泌され，インスリン分泌を増幅させる効果を有するホルモンをインクレチンといい，GLP-1とGIPの2種がある。生体内ではDPP-4により分解され数分で効果を失うが，DPP-4阻害薬により効果が持続する。インクレチンは膵β細胞膜上のG蛋白受容体に作用し，細胞内のcAMP濃度を上昇させインスリン分泌を増幅する。また，膵α細胞に作用しグルカゴンの分泌を抑制する。血糖値が低い時はインスリン分泌が起こらないため，この増幅経路

表7　インスリンの適応

絶対的適応
①インスリン依存状態（1型糖尿病など）
②高血糖性の昏睡（糖尿病ケトアシドーシス，高血糖高浸透圧症候群，乳酸アシドーシス）
③重症の肝障害，腎障害の合併
④重症感染症，外傷，中等度以上の外科手術（全身麻酔例など）
⑤糖尿病合併妊娠，妊娠糖尿病で薬物療法が必要な場合
⑥静脈永養寺時

相対的適応
①著名な高血糖（空腹時血糖値 250 mg/dl 以上，随時血糖 350 mg/dl 以上
②経口薬では良好な血糖コントロールが得られない場合（SU 薬の 1 次無効，2 次無効など
③やせ型で栄養状態が低下している時
④ステロイド使用時の高血糖
⑤糖毒性を積極的に解除する場合

の効果（ターボ効果と考えると理解しやすい。エンジンが回っていないと効果が出ない）は出ないので，低血糖は起こりにくい。

GLP-1 には食欲抑制，消化管運動抑制効果があり体重減少効果がある。GLP-1 には心，腎，血管内皮などの保護作用などの膵外作用が知られている。

注意事項：SU 薬との併用では初期に低血糖を起こすことがある。SU 薬の十分な減量を行い併用する。併用効果は強い。トラゼンタは肝，腎機能障害があっても使用可で，透析中の患者にも使用できる。

腎機能障害に対してテネリアは慎重投与で使用可。他の DDP-4 阻害薬は減量が必要になる。

● SGLT2 阻害剤

通常，腎臓の糸球体で濾過された原尿中のグルコースはそのほとんどが SGLT2 によって血液中に再吸収される。SGLT2 の働きを阻害することでグルコースの血液中への再吸収を抑え，尿中にグルコースを排泄し，血糖値を下げる。1 日 70 g くらい糖を排泄するので体重減少効果がある。75 歳以上の高齢者あるいは 65 歳から 74 歳で老年症候群（サ

ルコペニア，認知機能低下，ADL 低下など）のある場合には慎重投与。脱水しやすいので，普段より 500 ml 程度多くの水分摂取を指示する。利尿薬併用の場合は特に注意する。シックデイには必ず休薬する。全身倦怠・悪心嘔吐がある場合はケトアシドーシスの可能性があるので，血中ケトン体を確認する。副作用の頻度が高い皮膚症状，尿路感染・性器感染については診察時に確認する。

重症低血糖はインスリンとの併用例が多い。インスリン，SU 薬又は速効型インスリン分泌促進薬を投与中の場合は減量する。

⑧糖尿病の医療連携の実際（図 13）
動脈硬化の評価と循環器内科との連携

糖尿病，脂質異常症，高血圧など動脈硬化を進展させる疾患患者には定期的に頸動脈エコー検査，脈波伝導速度，ABI 検査を実施している。IMT が若年者では 0.9 mm 以上，高齢者では 1.1 mm 以上で連携している順天堂大学練馬病院の循環器科（科長　住吉正孝教授，医師　藤原康昌准教授）に紹介している。判断に迷う症例は基本的にすべて紹介している。紹介先では 1）胸部単純 CT 検査で

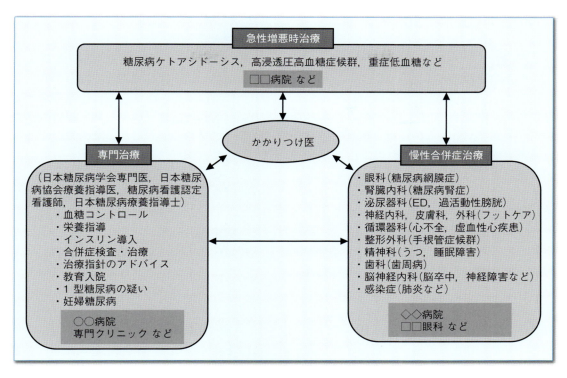

図13 糖尿病の医療連携

石灰化がなければ精査せず。2）LMT/LAD/LCX/RCA の2か所に石灰化があれば，造影・冠動脈 CT（eGFR50 以上），あるいは負荷心筋シンチグラム（eGFR50 未満）を施行。3）上記3か所以上に石灰化があれば心臓カテーテル検査を実施。このように検査を進め，冠動脈主要3枝のいずれかに75％以上の狭窄を有し，ステント留置が可能な血管径を有する場合 PCI が施行されている。ステントを留置しないケースでも狭窄が顕著の場合，バイアスピリンの投与を行っている。ステント留置症例に対し1年間は併診。一度紹介して，ステント留置にならなかった症例は凡そ5年間隔でチェックして頂いている。この10年間で男性79名，女性19名（計98名）のステント留置患者の診療を行ってきたが，このうち60名は症状がなく IMT の肥厚があり紹介した症例（全紹介例は393例，複数回47例含む。PCI 率15％）で，この中から心筋梗塞発症は無痛性心内膜下梗塞の1例のみ（定期的に実施されていた EKG にて判明）。11例は当院通院中に AMI を発症した症例（4例は IMT の肥厚があったが，患者の希望などで紹介していなかった例，5例は未施行，2例は IMT 肥厚なしとした症例），2例は狭心痛があり紹介した症例，残りの25例は当院初診時からステントが留置されていた患者である。IMT の肥厚が顕著でなかったのに，AMI を発症したケースは2例のみであった。前述したが，前向き研究に参画し5年間経過を追った240名の糖尿病患者の1年間の平均心筋梗塞発症率は 0.08％であり，心筋梗塞での死亡例はなかった。

II Brain（脳）認知，心，睡眠

1. 認知症

① 認知症診療の進めかた

　高齢者の 15％が認知症，13％が軽度認知障害であり，糖尿病では 2〜4 倍多いといわれている。筆者が属している東京臨床糖尿病医会の調査では，MMSE26 点以下は高齢者糖尿病患者では 48％にみられた。人生の最後を充実させるには認知症発症を防ぐことが重要な課題である。認知症は年齢 5 歳高まるごとに倍増する。認知症の初期症状は，本人が気づくことが多いが，医療機関を受診するのは 1 割程度といわれている。通院患者の中から，初期の軽度認知障害を発見することも，かかりつけ医の使命である。

　高齢者で認知症の検査を希望されるのは半数程度。希望されなくても，昨夜の夕食を覚えていますか？　今日の日付がわかりますか？　といった質問をしてみて，答えられなければ，長谷川式や MMSE の実施を勧めている。

　下記の症状がみられたら，認知症を疑う。
　　①記憶障害（特に記銘力）
　　②判断力・実行力の障害
　　③日常生活・人間関係に支障（意識障害・うつは除外，脳の器質的疾患の存在）

　記憶とは，記銘，保持，再生，再認からなる。保持は保たれ，記銘力から障害されるので，昔のことは覚えていても，最近のことを忘れてしまう。→連続ドラマの筋がわからなくなり，見なくなる。スポーツ番組や歌謡曲ばかり見る。食事の内容だけでなく，摂ったことも忘れてしまう。

　見当識は時間，季節感から障害されやすい→夏なのにコート着る。次第に空間見当が障害される。→道に迷う。道具が使えない，親しい人がわからない。

　うつ状態との鑑別が必要になるが，うつは自責的で能力の低下を自覚，質問に返答したがらない。認知症は他罰的で能力の低下を隠す，質問ははぐらかすなどの相違点がある。

　実行機能とは，目的のために複数の作業を順序立てて行う能力で前頭葉の機能である。

　判断力・実行力が低下すると，段取りができなくなる。→調理に必要なものを買って，時間に合わせ料理を作ることが困難になる。

② 認知症の分類

　認知症は下記のように分類される。
　　① アルツハイマー型認知症（50％）
　　② 脳血管性認知症（15％）
　　③ レビー小体型認知症（5〜20％）
　　④ 前頭側頭型認知症
　　⑤ その他

鑑別疾患
　甲状腺機能低下症，正常圧水頭症，慢性硬膜下血腫，ビタミン欠乏症
・正常圧水頭症は髄液が脳室に溜り，脳を圧迫することにより起こる。歩行障害，排尿障害を伴う。
・ビタミン欠乏症はアルコール過剰摂取による B_1，胃切除による B_{12} 欠乏などにより起こる。

●アルツハイマー型認知症

　下記のような特徴がある
　　①女性に多い。
　　②同じことを何度も言ったり，聞いたりする。
　　③以前は関心を持っていることにも興味を示さなくなる。
　　④些細なことで怒る。
　　⑤季節や天気に合わない服装。
　　⑥散歩で迷う。
　　⑦もの取られ妄想。

⑧海馬の萎縮。

⑨頭頂領域，後部帯状回の血流低下。

中核症状（認知機能障害）＋BPSD（behavioral and psychological symptoms ofdementia 周辺症状）

BPSD

心理症状（不安，抑うつ，心配，幻覚，妄想），行動異常（攻撃性，興奮，暴言，異食，徘徊，不潔行為，など）。

●レビー小体型認知症

下記のような特徴がある。

①生々しい幻視

②パーキンソン症状

③認知機能（注意・集中）の変動

初期は記憶力が保たれることがある。大半の患者にみられる自律神経障害（起立性低血圧，便秘，排尿障害，動機，めまい）や目が見えにくいことが初期症状のことも多い。嗅覚障害もある。うつの合併が多い。レム睡眠時に大声を出したり，体を大きく動かすことがある。注意・集中力の変動が大きく，呼びかけても応答しないこともあったりする。

顕著な抗精神病薬への過敏性，男性に多い，後頭葉の血流低下がみられる。

●血管性認知症

下記のような特徴がある。

男性に多く，階段状に進行する。麻痺・しびれ・めまい・頭痛を伴いやすい。画像で脳梗塞，脳出血がみられる。大脳の多発性小梗塞によって起こる多発梗塞性認知症が多い。

●前頭側頭変性症

前頭葉と側頭葉の萎縮によって起きる認知症。若年で発症することが多い。物忘れは軽度。下記のような特徴がある。

①行動障害型，②言語障害型に分けられる。

初老期に発症。高度の性格変化や社会的態度の変化がみられる

・人が変わった。→重要な会議中に鼻歌。

・同じ言葉，同じ食べ物，同じ時間に同じ行動，・他人に配慮のない身勝手な振る舞い（万引きなど），周囲の出来事や自分の容姿に無関心。食欲の異常な亢進。

言語障害→何を言っているのかわからない。

●軽度認知障害MCI（mild cognitive impairment）

記憶力は低下しているが，認知能力や日常生活に支障はない。年間10％程度アルツハイマー型認知症などに移行（5年で50％）。40％はMCIを維持，10％は正常レベルに戻る。この時期にうまく対処すれば，認知機能が向上し，正常な状態に戻すことも可能。認知症は5歳年令が増えるごとに倍増するので，5年発症を遅らせられれば，患者数を激減させることができる。この5年は患者にとっても重要だが，社会的意義も大きい。

MCIの初期症状デフォルト・モード・ネットワークの障害によって起こる[注]。

行動意欲や脳の処理能力の低下

㋐ 抽象語が多くなる→あれ，それ，昨日の夕食→いつものあれですよ。

㋑ 同じことを繰り返し言う。話がくどくなる。些細なことで怒る。

㋒ 関心がなくなる。だらしなくなる。→服装に気を使わなくなる。入浴しなくなる。手の込んだ料理を作らなくなる。味付けが変わる。

㋓ 人付き合いを避けるようになる。→外出をしなくなる。

㋔ 買い物は小銭で払わずお札で払う。

㋕ 洗濯して，干すのを忘れる。

㋖ 曜日を間違える。

㋗ 前頭葉，前頭前野（認知・実行機能，歩行）の血流低下→歩行が遅くなる

（1秒間で 80 cm 未満，信号が渡りきれない）。

＊注）デフォルト・モード・ネットワーク；脳が休んでいる時でも活動している海馬，内側前頭前皮質，後帯状皮質を指し，情報が自分にとって重要かどうか等を判断している。常時活動しているため，障害されやすい。障害されると自分のあり方，自分と外界，他人との関わりが希薄になり不安，焦燥が生じる。

③　認知症を予防する生活習慣

　アルツハイマー病は食後高血糖，インスリン抵抗性による高インスリン血症がアミロイドβの蓄積を増加させることが久山町研究で明らかになっている。50 代から蓄積が始まるので，高齢になってからの予防では遅い。アミロイドβ蛋白とインスリンを分解する酵素が同一なので，高インスリン血症があるとアミロイドβが分解されず蓄積してしまう。また，インスリンは脳保護作用があるが，インスリン抵抗性があると体幹部で多く使われ，脳は欠乏しやすくなるためである。

　運動と食事による肥満解消がポイント。歩幅を広くした速歩と青魚の摂取は推奨される。

アルツハイマー病の経過

　アミロイドβの蓄積（50 歳頃から始まる）→老人斑→リン酸化タウ蛋白の蓄積→神経原線維変化→神経細胞脱落→海馬萎縮（MCI）→大脳萎縮（AD）と伸展するが，アミロイドβが蓄積してもラクナ梗塞を起こさなければ発症しないケースも少なくない。他の生活習慣病の管理も重要である。

AD（軽度）：発症後 2～3 年で中等度 AD，さらに 2～3 年で高度 AD に進行するし，5～8 年の経過で最終的に座位と保てず寝たきりの状態になる（全経過 10 数年）

軽度 AD：記憶力障害，見当識障害（日時が分からない，道に迷う），もの取られ妄想

中等度 AD：手段的 ADL 障害（買い物，調理，お金や服薬管理ができない），夏にコート着る

重度 AD：基本的 ADL 障害（トイレ，入浴，更衣などができない），家族の判別ができない，食べ方が分からない，反応しない→寝たきり

④ MCI から認知症への進展予防

　バランスの取れた食事（多く取る→野菜，海藻，果物，魚，乳製品，大豆（納豆，豆腐），控えめ→ごはん，アルコール）

　適度な運動・歩幅を広く歩く（速歩 45～1 時間を週 3 回）→BDNF（脳由来神経栄養因子），VEGF（血管内皮細胞増殖因子）が増加し脳内ネットワークを改善，海馬を大きくする

　良質の睡眠；寝ている時に脳の老廃物は脳脊髄液により排泄される。睡眠中の老廃物排出量は起きている時の約 10 倍。睡眠中は脳細胞の体積が 60％程度縮むため脳脊髄液が循環しなくなるため睡眠不足だとアミロイドβ蛋白が排泄されない。

　脳の活性化
　　日記をつける
　　趣味など心のときめくことを楽しむ。
　　段取りをつける。
　　同時に二つのことを行う（洗濯しながら調理する）

⑤　認知症の非薬物治療
食事・運動

　ウォーキングをすると海馬前頭葉の血液が増加する。大股で歩くと頭頂葉が活性化され，転倒しにくくなる。肥満があれば減量。

肥満の高齢者は海馬が年20％萎縮するという報告がある。

　患者の興味や関心を手掛かりに，役割を再発見させる。

　東京臨床糖尿病医会の調査でも，ボランティアをしている患者は有意にMMSEの点数が高かった。

非薬物治療

行動	サークル活動，ボランティア，地域活動など	
感情	回想法　昔の写真を見ながら思い出を語る	
刺激 （5感）	音楽	聴覚
	ダンス	視覚，聴覚，触覚
	芸術	触覚，視覚
	ペット	触覚，聴覚，視覚，嗅覚
	園芸	視覚，嗅覚
	料理	味覚，嗅覚
	カラオケ	視覚，聴覚
	折り紙	視覚，触覚

⑥　認知症の薬物療法

　軽度のアルツハイマー型認知症には，ChEを1つ選ぶ。効果がなければ変更。中等度にはChEあるいはメマリーを使用。効果がなければ，変更ないし併用する。

⑦　視床を中心とした情報伝達

　認知症ではACh（アセチルコリン）AChE（アセチルコリンエステラーゼ）は減少するが，BuChE（ブチリルコリンエステラーゼ）は増える。BuChEは，前頭葉と視床間，扁桃体と視床間の伝達を阻害する。視床と海馬間はAChE，BuChE両者で阻害する。

表8　アルツハイマー型認知症治療薬

一般名	ドネペジル	ガランタミン	リバスチグミン	メマンチン
商品名	アリセプト	レミニール	リバスタッチ イクセロン	メマリー
作用機序	AChE阻害	AChE阻害 ニコチン受容体 モジュレーター	AChE阻害 BChE阻害	NMDA受容体拮抗
適応	AD, DLB	軽度および中等度AD	軽度および中等度AD	中等度および高度AD
投与法	1日1回 3mgより開始 1〜2週間後に5mg （高度の場合は4週間後 に10mg）	1日2回 8mgより開始 4週間後に16mg （最大24mg）	1日1回貼付 9mgより開始 4週間後に18mg （9〜18mg）	1日1回投与 5mgより開始 1週間後に5mgずつ増 量（1日20mg）
副作用	悪心 嘔吐 下痢　除脈	悪心 嘔吐 除脈	湿布部位紅斑 湿布部位掻痒感	浮動性めまい 傾眠，便秘，頭痛

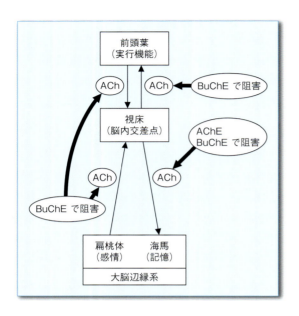

2. うつ病

うつの 85% に不眠が合併。

知人で著書を贈呈して頂いた広瀬名誉教授の心理療法は，うつ状態と思われる患者への助言として実践しやすい。

補足

朝が特につらい。心身の休養のためには，休んだ日は仕事のことを考えない。家にずっと居ると家族もまいる。共倒れにならないための家族への配慮。逃げ道は残しておく。

表10　うつ病の心理療法

- 生活リズムを正す（早寝早起き，三食，散歩）
- 朝のおっくうさに負けない努力
- やれるだけやって，疲れたら休む
- マイナス思考の悪循環に陥らない
- 元気だったころを思い出し，また悪かったときの比較をする
- 好きなこと，できることは遊びでも遠慮なく行う
- 怖いものには早期にチャレンジ
- 心身の休養の意味を正しく理解
- 家族への感謝の表出
- 退路は保って勇気づける

（躁うつ病の経過に関する研究：広瀬徹也より引用）

表11　糖尿病とうつ病

- 7割は糖尿病が先，3割はうつが先。
- ストレス（不況，リストラ…）は両者の誘因。
- 糖尿病患者は2～3倍うつ病になりやすい。
- 糖尿病の治療，不安などがストレスになりうつを招く。
- うつ病患者は2倍糖尿病になりやすい。
- うつになると，ストレスホルモン（コルチゾール）が増え，逆にセロトニンが欠乏→インスリン抵抗性→血糖値↑
- 睡眠障害により，満腹中枢を刺激するレプチンの分泌が減少，空腹感を感じるグレリンが増える→過食
- SSRI（選択的セロトニン再取り込み阻害薬），SNRI（セロトニン・ノルアドレナリン再取り込み阻害薬）服用では糖尿病にも有効。
- セロトニン，ノルアドレナリン→脳由来神経栄養因子（BDNF）↑→海馬再生

表9　うつ病の症状

身体症状	精神症状
・睡眠障害 ・食欲減少 ・倦怠感・易疲労感 ・頭痛・頭重・肩こり ・体重減少 ・便秘・下痢 ・めまい・耳鳴り ・発汗・心悸亢進 ・ED	・興味の減退 ・意欲・集中力の減退 ・思考力の減退（仕事がはかどらない） ・抑うつ気分 ・不安・焦燥 ・罪責感 ・自殺念慮
鑑別診断　脳梗塞，橋本病，クッシング症候群アジソン病，パーキンソン病	

表 12　ベックのうつ病評価法

（各項目 0～3 点，1 点の内容のみを提示）

1. 憂うつである。
2. 将来についてやや悲観している。
3. 様々な課題に，頻繁に失敗してしまうだろうと思う。
4. 以前のように物事が楽しめなくなった。
5. 時々，罪の意識を感じる。
6. 現在の生活態度や人間関係によって，罪を受けるかもしれない。
7. 自分自身に失望している。
8. 自分の欠点や過ちに対して批判的である。
9. 死にたいと思う事はあるが，自殺を実行しようとは思わない。
10. 以前よりも，泣く事が多くなった。
11. いつもより少しイライラしている。
12. 以前より他の人に対する関心がなくなった。
13. 以前より決断を延ばす。
14. 老けて見えるのではないか，魅力がないのではないかと心配である。
15. 何かやり始めるのに，いつもより努力が必要である。
16. いつもより眠れない。
17. 以前より疲れやすい。
18. いつもより食欲がない。
19. 最近，2 kg 以上痩せた。
20. どこかが痛いとか，胃の調子が悪いとか，便秘・下痢をしているとか身体の調子を気遣う。
21. 以前と比べて性欲がない。

0～9：うつ状態とはいえない
10～15：軽度のうつ状態
16～19：軽度～中等度のうつ状態（専門家の治療が必要）
20～29：中等度～重症のうつ状態（　　　〃　　　　　）
30～40：重症のうつ状態（　　　　〃　　　　）
40 超：極度のうつ状態（　　　　〃　　　　）

3.　不眠

表 13　不眠（入眠障害，中途覚醒，早朝覚醒）の原因

- うつ病
- 睡眠時無呼吸症候群，レストレスレッグス症候群
- 脳梗塞，パーキンソン病，COPD，心不全
- カフェイン，アルコール，喫煙，刺激（熱い風呂，パソコン）
- 薬
- 加齢
- 環境（騒音，光，温度，湿度）
- 昼寝

（補足，日光を浴びると体内時計がリセットされ，14～16 時間後にメラトニン（体温・血圧・脈拍低下作用）が分泌され，眠くなる）

表 14　睡眠指導

- 眠くなってから床に就く。
- 15 分眠れなかったら，仕切り直し。
- 朝起きたら日光を浴びる，朝食抜かない，夕食は軽めに
- 同じ時間に起きる（休日も）
- コーヒーは 5 時間前，タバコは 1 時間前まで。寝酒はだめ。アルコールは就寝時には覚めていること。
- 昼寝は 30 分以内。
- 適度な運動
- 腹八分目

（参考，カフェイン含有量コーヒードリップ式 100 mg，インスタント 70 mg，緑茶 30 mg，紅茶 30 mg）

患者の健康寿命を伸ばすための実践マニュアル

表 15　不眠の薬物療法

入眠障害 超短時間型，短時間型	中途覚醒，早朝覚醒 中間型，長時間型
抗不安作用・筋弛緩作用弱い 超短時間型 ルネスタ，マイスリー，アモバン（非 BZ 系） ロゼレム（メラトニン受容体阻害薬） ハルシオン（BZ 系） 短時間型デパス，レンドルミン（BZ 系） 転倒のリスク，ふらつき，睡眠時無呼吸症候群，COPD には BZ 系は使用しないほうがいい。	長時間型 ドラール（BZ 系） 中間型 ベルソムラ（オレキシン受容体拮抗薬） ロヒプノール，ユーロジン，ベンザリン，ネルボン，ワイパックス（BZ 系）

BZ（ベンゾジアゼピン）系：抗不安作用・筋弛緩作用・依存性あり
長期処方可：ルネスタ，ロゼレム，ベルソムラ（制限なし），ベンザリン，ネルボン（90 日まで）

第2章　3B（Blood vessel, Brain, Body）

III　Body 脂肪，筋肉，骨，関節

1. 『内臓脂肪を減らし，筋肉は増やし，骨を強くし，関節可動域を拡げ，生活習慣病になりにくい，転倒しにくく，骨折しにくい体を造る』

　内臓脂肪が増えると，TNF-α などインスリンの働きを弱めるサイトカインの増加と，働きを強めるアディポネクチンの減少により，インスリン抵抗性が増え，血糖値や中性脂肪は上昇し，HDL コレステロール値は減る。作用の減弱を量で補うため，インスリンの分泌が増え高インスリン血症になると，交感神経刺激により，血圧が上がる。尿酸の排泄が減り，尿酸値が増える。インスリン分解酵素が消費されることで，同じ酵素で分解されるアミロイド β 蛋白の分解が減り，脳の海馬に蓄積することで将来のアルツハイマー病発症のリスクを高める。インスリンの過剰分泌は細胞分裂を促進し，がんの発症も増やす。内臓脂肪を減らしインスリンの働きを高め，高インスリン血症を防ぐことは，健康長寿を妨げる多くの因子を減らすことに繋がる。

　それでは，内臓脂肪を減らすには具体的にどうしたらいいのだろうか？　食事だけで減量すると，皮下脂肪や筋肉が減り，内臓脂肪を効果的に減らすことができない。運動だけだと消費エネルギーが少なく減量しにくい。内臓脂肪を減らすには，食事療法とウォーキングなどの有酸素運動の併用が効果的である。1 日 240 Kcal 減らせば，月に 1 Kg 体重が減る。運動しながら減量できれば，主に内臓脂肪が減ることになる。食べ物で 120 Kcal，ウォーキングで 120 Kcal 減らすのが実行しやすい。

　キャベツなど野菜や海藻，キノコなどの食物繊維の多く含まれるものを食事の初めに摂ること，よく噛むこと，食べる時間が延びることで満腹中枢が刺激されやすく，食事の摂取カロリーが減る。糖の吸収が遅れ，コレステロールの排泄を増やす効果もある。野菜の次におかずを摂り，最後に主食を控えめにとる食べ方が食後の血糖値を上げにくくする。

　エネルギー消費の 65％ は基礎代謝で，その 60％ は筋肉が産生している。筋肉量は 50 歳以降，1 年に 1％づつ減少していく。50 歳から 80 歳までに 30％ も減ることになる。筋肉量の減少は基礎代謝の減少を意味し，肥満の大きな原因となっている。20 歳頃は体重の 40％ が筋肉。60 Kg とすると 24 Kg が筋肉。筋肉は 1 Kg で 50 Kcal のエネルギーを消費するので，5 Kg の筋肉の減少は 250 Kcal の消費エネルギー減少を意味する。筋肉は 80 歳を超えてもトレーニングにより増やすことができる。筋肉を増やすことは，基礎代謝を上げること以外にも，関節や脊椎を守るためにも重要である。太腿，臀部の筋肉強化により，変形性膝関節症を防ぐことができる。腹筋と背筋はコルセットの役目をして，脊椎を守り，腰痛を防いでくれる。腰痛の 75％ は特発性である。また筋肉には保湿効果があり，熱中症や脱水になりにくくなる。筋トレにより，成長ホルモン，男性ホルモン，ノルアドレナリンの分泌が高まり，疲れにくくなり，意欲も向上する。骨も強くなる。

　筋肉は使っても，使わなくても収縮する。ストレッチにより，筋肉を伸ばすことで筋力が増える。血液やリンパの循環がよくなり，肩こりや腰痛にも効果がある。むくみも減る。頸のストレッチはセロトニンの分泌を高め，リラックス効果もある。ストレッチは IL-6 を増やすことでインスリン分泌も増やし，血糖値も下げる。筋膜の糖化も防ぐ。関節可動域が増えると，体の柔軟性が高まり動きやすくなり，消費エネルギーも増える。筋トレやストレッチの実践により患者を丈夫で，太りにくい体質に変えることができる。

① 運動のコツ—有酸素運動，筋トレ，ストレッチ運動のすべて不可欠

　生活習慣病や，転倒や骨折，関節痛を防ぎ，健康寿命を伸ばすためには，有酸素運動，筋トレ，ストレッチ運動のすべてが不可欠である。日常生活の中で誰でも，実践できる運動を患者に指導することも，かかりつけ内科医の果たすべき役割である。

② 内臓脂肪を減らす→有酸素運動のコツ

　有酸素運動は，エネルギー消費の増大，心肺機能の向上，血圧低下，ストレス発散，睡眠の質を高める等の効果があり，ウォーキングやジョギング，エアロバイク，水泳，ダンスなど一定時間継続できる運動が含まれるが，モップ掃除や洗車なども同様の効果が期待できる。5分以上継続できれば，分割して行っても同様の効果が得られる。分割して行ったほうが平均血糖値はむしろ下がりやすい。多忙の患者でも，時間の空いた時にコツコツ歩くことは可能である。通常の歩行で1時間に消費されるエネルギーは体重×3 Kcal，速歩の場合は体重×4 Kcalであるが，じっと座っているだけでも体重×1 Kcalが消費されるため，実際の歩行による増加分は通常歩行で体重×2，速歩で体重×3 Kcalとなる。体重60 Kgであれば1時間の速歩で180 Kcalということになる。毎日120 Kcal消費を増やすには40分間増やす必要がある。

　運動強度が低くてもこまめに動くことで消費エネルギーを増やすことができる。高齢になっても歩けるためには膝関節を守ることが重要。歩くときはウォーキングシューズを履くことを奨励している。スクワットやヒップエクステンションなどで大腿や臀部の筋肉を日頃から鍛えておく必要がある。膝関節痛ですでに歩きにくくなった患者には，エアロバイクや体重の荷重が軽減される水中歩行が推奨されるが，減量で痛みは軽減する。体重負荷のかからない大腿や臀部の筋トレを試してみると1ヵ月程度でも膝関節痛が軽減ないし消失する患者が多い。これは筋トレの項で解説したい。

　歩行に最も重要な筋肉は大腰筋で，下半身と上半身をつないでいる唯一の筋肉である。太腿を挙上する時に使われる。短距離走の選手はこの筋肉が発達する。椅子に座って大腿を挙上する運動や階段を2段おきに上がっても鍛えられる。

　歩くことは上記以外にも運動により収縮した運動筋のインスリン受容体の感受性が高まり，インスリンの働きを高める効果，運動筋の収縮により，筋肉の細胞の表面に糖輸送担体（GLUT4）が移動することにより，筋肉内に急速に糖が取り込まれる効果（運動のインスリン様作用）により血糖値が下がる。インスリン感受性亢進による糖の取り込みの促進効果は30〜60分の歩行により，数日間持続する。消費されたグリコーゲン量が多いほど持続時間が長くなる。継続的にウォーキングを続けるとGLUT4そのものが増加し，血糖降下作用が高まることがわかっており，運動の積み重ね効果と呼ばれる。中性脂肪の代謝に重要な役割を演じているリポ蛋白リパーゼもインスリンの作用を必要としており，運動によりインスリン感受性が良くなると中性脂肪が減り，HDLコレステロール値が増える。糖尿病患者では，LDLコレステロールそのものよりも，粒子の小さいLDL（small dense LDL）が増えることが特徴で，心筋梗塞の大きなリスク要因となっている。運動により，血糖値だけでなく脂質異常を改善できる意義は大きい。このような理由で糖尿病におけるウォーキング効果を高めるためには，少なくても1日30〜60分程度，週に2〜3回継続する必要がある。

第2章　3B（Blood vessel, Brain, Body）

2. 筋肉

① 筋肉は増やす→筋トレのコツ

　筋トレは4日に1日程度行うことが効果的。筋トレをすると炎症が起こるため，一時的に軽いだるさや疲労感を感じる。登山した後3日間程度だるさを感じるのもそのため。その炎症が収まった時が，次に筋トレを行う時期ということになる。通常3～4日目頃。腹筋と背筋は炎症が起きない筋肉のため，毎日筋トレを行ってもよい。筋力の増強には全力の60％の力を10秒間継続することが必要。負荷をかけ反動をつけずゆっくり10回程度継続してもよい。1セットごとに30秒～1分休んで通常3セット行う。筋トレをしても，そのすべての筋肉が使われているわけではない。とっさの時に，すぐにまた活動できるように余力を残している。3セット行うと大半の筋肉が使われると考えられている。開始時は1セットを指示し，慣れて，時間的に余裕があれば増やすよう指示している。

　私は患者に5つの筋トレを勧めている。『大きな5つの筋肉を鍛えることが効果的。それは胸の筋肉，おなかの筋肉，背中の筋肉，おしりの筋肉，太腿の筋肉』。腹筋と背筋は腰痛予防，太腿と臀部の筋肉は膝関節痛の予防に繋がる。各々の運動を10回を1セット，30秒から1分間空けて3セットずつ行えば効果的だが，時間がなければ1セットずつでもよい。胸の筋力を高める腕立て伏せは，両手を肩幅程度につき，胸が床に着くくらい深く肘を屈曲する。きつければ膝をついてもよい。両手の間隔が狭いと胸ではなく，上腕の筋肉の運動になる。腹筋は仰向けで両足をそろえて伸ばしたまま挙上し，胸につけるようなつもりで，股関節を屈曲する。きつければ膝を曲げてもよい。足を組み，体をひねって行うと側腹筋の強化になる。ゆっくり背中とお腹をくっつけるつもりで息を吐き続けることも腹筋強化になる。時間が空いた時にいつでもできる。背筋はうつ伏せで体を反らす。腕は伸ばしても体につけておいてもよい。伸ばす方がきつい。ホールドアップ姿勢でもよい。骨盤の下にクッションを置くとやりやすい。身体を反らすと痛みがでるようであれば，仰向けになり，おなかを挙上し，上半身，大腿を一直線に10秒間保つことも背筋の筋トレになる。入浴後にバスタオルを両足の下におき，両端を引っ張って10秒間保持してもよい。臀部の筋トレはヒップエクステンション。椅子の背を軽くもち，下肢を伸ばしたまま挙上する。大腿部の筋トレはスクワット。スクワットを間違った方法で行うと，膝や腰を痛めることがある。膝をつま先より前に出すと膝を痛める。後ろに荷重をかけすぎると腰を痛める。手を机について，椅子に浅く座り，起き上がり，ゆっくり座る。座る直前で止め起き上がる。これを繰り返して行うとコツがわかる。上半身の重心であるみぞおちが，下半身の重心である太腿（股関節と膝関節の真ん中）の中央に常時位置するような感じを持つとうまくいく。これらの筋トレは常に筋肉に力が入っている状態を保つと成長ホルモンの分泌が高まり，効果が増強する。例えば，スクワットでは大腿が水平になったら伸展を開始し，完全に起き上がる前に屈曲に入り，絶えず筋肉に力が入っている状態を継続する。高齢者では骨が脆くなっていることがあり，筋トレは軽めから行うよう話している。

3. 骨

① 骨を強くし，骨粗鬆症を早期に診断し，骨折を防ぐ

　50歳以上の女性の3人に1人，70歳以上では2人に1人が骨粗鬆症。椎体骨折により，姿勢異常をきたし，逆流性食道炎や心肺機能低下を起こす。心血管イベントリスクも3倍になる。大腿骨頸部骨折は寝たきりの原因となる。

　骨を強くするためには，カルシウムの含ま

れる牛乳やヨーグルトのような乳製品，骨基質の生成に必要なビタミンKの多い納豆，ビタミンCが多く含まれるブロッコリーや小松菜，カルシウム代謝に必要なビタミンDの多いシイタケや，魚を十分量摂取する必要がある。ビタミンDは日本では日中，屋外に10分程度いれば体内で産生される。ビタミンB$_6$とビタミンB$_{12}$，葉酸も骨質を弱めるホモステインの代謝に関与し骨代謝に重要。ビタミンB$_6$は青魚や大豆，ビタミンB$_{12}$は魚介類，レバー，葉酸は野菜，緑茶，のり等に含まれている。インスタント食品などに多く含まれるリンの摂取により，カルシウムが体外に排泄される。骨粗鬆症予防のためにもインスタント食品の多量摂取は控えたい。

骨を強くする運動として，開眼片足立ち1分間が推奨されている。骨にかかる負荷は53分間の歩行に匹敵するという。75歳以上で骨量が低下しているケースでは，骨量が増加するエビデンスはある。バランス感覚が向上し転倒しにくくなるので，推奨している。高齢者では，よろめいたら手をつけるように机のわきなどで行う。スクワットなどの筋トレにより骨も強化されるが，ジャンプのような運動も効果的。ラジオ体操にもある。骨粗鬆症を早期に診断するために，閉経後の女性は骨量検査を施行しておく必要がある。骨粗鬆症のチェックシートを用いたり，待合室やトイレにポスター掲示すると啓発効果が大きい。女性スタッフの声かけも有効。当院ではMD法で測定を行っている。撮影後瞬時に結果を報告できるメリットがある。希望者にはDEXAによる腰椎，大腿骨頸部の骨量チェックも行っているが，MD法とDEXAの相関はよく，日常診療では有用な検査法といえよう。骨粗鬆症の疑われる患者，ハイリスクの患者を放置しないことが，なにより重要と考える。骨粗鬆症ガイドラインでは，DEXAの測定が困難な場合は，MD法で可としてい

る（超音波は不可）。また，両者の結果が異なる時はより重度の方を選択することになっている。

② 骨粗鬆症の治療

閉経後の女性の3人に1人は骨粗鬆症であるが，骨粗鬆検診の受診率は，受けにくい状況もあり，4%程度と低い。身長が2 cm以上縮んでいれば，圧迫骨折の可能性がある。当院の場合，36.5%にみられた。このうちX-Pで約4割の患者が圧迫骨折であった。壁に背をつけた時に後頭部がつかない，患者の背中から，骨盤と肋骨下端の間に指を入れた時に2本の指しか入らない時も圧迫骨折の可能性がある。骨量検査と共に，腰椎X-P検査（正面，側面）を施行する。側面像は第7胸椎から第3腰椎まで入るように撮る。腰痛があったり，背中が曲がってきたケースも圧迫骨折が疑われるため骨量検査を実施できる。圧迫骨折があれば骨粗鬆症の治療を開始する。ない場合は骨量が若い人の70%を切ったら骨粗鬆症として治療を開始する。糖尿病など骨折リスクの高い患者は80%を切ったら治療を検討する。糖尿病患者では，骨量が多くても骨折リスクが高く骨質の脆弱化が関係しており，80歳未満で圧迫骨折が複数なければ，骨質も強くするSERMを選択するケースが多い。女性ホルモン様作用があり，LDLコレステロール値も下がるが，女性ホルモンと異なり，乳がんは増やさない。静脈血栓に関しては，日本人では発症率は0.5%程度でプラセボと有意差はない。すでに2ヵ所以上圧迫骨折のある患者や80歳以上の高齢者ではビスホスホネートを選択している。顎骨壊死を防ぐため通常，抜歯3ヵ月前と抜歯後2ヵ月間休薬するが，直接の因果関係はないようである。関節リウマチではビタミンDが欠乏しやすい。ステロイドホルモン使用などで骨折を繰り返す患者には副甲状腺ホルモンは効果があ

第 2 章　3B（Blood vessel, Brain, Body）

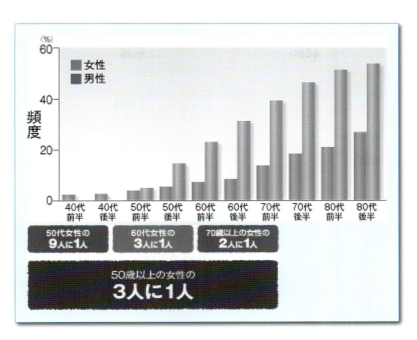

【方法】日本骨代謝学会の調査により得られた各年代別の YAM70％未満の人口割合を，2000 年の各年代別の予想人口にあてはめ，性・年代別の骨粗鬆症（YAM70％未満）有病率を推定した。
山本逸雄ほか：Osteoporosis Jpn 7（1）：10, 1999 [L20100401014]

図 14　性・年代別の骨粗鬆症の有病率

表 16　骨粗鬆症の予防

- カルシウムの摂取：乳製品，豆腐，納豆
- インスタント食品（P が多い）を減らす
- ビタミン D の摂取：魚介類，しいたけ
- コラーゲンの合成に必要なビタミン C：野菜（ブロッコリー，小松菜）
- オステオカルシンの合成に必要なビタミン K：（納豆，ブロッコリー）
ホモシステイン代謝に関与
- ビタミン B6（マグロ，サケ，カツオ，大豆，ニンニク）
- ビタミン B12（イワシ，サンマ，アサリ，シジミ，レバー）
- 葉酸（ブロッコリー，小松菜，納豆，のり，緑茶）
- 適度の運動

る。
　骨吸収抑制薬の治療効果判定に，骨代謝マーカーの測定を行う。治療開始前に，骨吸収マーカー，骨形成マーカーをどれか一つ測定しておく。3〜6ヵ月以内に骨吸収マーカーを再測定し，細小有意変化（MSC）を超えて変化しているか，閉経前女性の基準値内かどうかを確認する。Yes であれば治療継続，No であれば原因があれば排除，なければ薬物の変更を行う。その後は 6〜12ヵ月間隔で骨形成マーカーの測定を行い，基準値内に維持されているかの確認を行う。基準値以下であれば薬物の変更を行う。基準値以下に抑制されていれば，休薬，中止を検討する。吸

骨粗鬆症
500枚の問診票配布経験

◆対象：50歳以上の当院通院女性患者520名（平均年齢71.0歳）（治療中患者含む）
◆結果：（回収率100％　520例）

○以前より2cm以上身長低下

○最近，姿勢が悪くなったり腰や背中が曲がったりしてきた

○腰や背中に重い感じや痛みがある

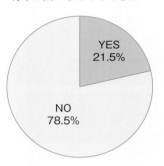
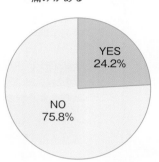

○2cm以上身長低下にチェック有
未治療患者130例にX線撮影を実施。
39.2例に圧迫骨折が認められた

○薬物療法の割合
合計＝30.4％
（158/520例）

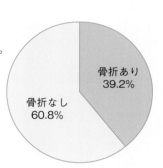
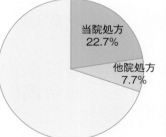

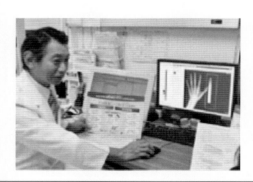

図15

第 2 章　3B（Blood vessel, Brain, Body）

表 17　例）骨粗鬆症への取り組み（日本臨床内科医会会誌より）

1. 問診によって、スクリーニングの精度を高める

身長の変化や、服薬歴、家族歴、骨折治療歴などを確認し、骨粗鬆症の疑いがあるのかどうかを見極める材料とします。

2. レントゲン撮影による骨折の確認

問診等によって骨粗鬆症の疑いのあった患者さんに対しては、胸部のレントゲン撮影を、できれば正面と側面の方向から行い、脆弱性椎体骨折の有無を確認します。ここで骨折が確認されれば、骨密度に関係なく骨粗鬆症と判定されます。

3. 骨密度測定

レントゲン像で骨折が確認されなかった場合でも、骨密度がYAM（若年成人平均値）の70％未満であれば薬物治療の対象となります。骨密度測定の方法にはいくつかの種類があり、正確な診断のためにはDXA法が最適ですが、自施設のレントゲンを用いて手のレントゲン撮影を行うだけでよいMD法でも十分診断は可能です。

近年、生活習慣病と骨粗鬆症には密接な関連性があることが分かってきました。骨密度がYAMの70％以上であっても糖尿病やメタボリック症候群などの生活習慣病診療の患者さんであれば、骨粗鬆症の骨折リスクを積極的に診断し、管理・治療していくことが健康寿命延伸の観点から望まれます。「女性のミカタ」プロジェクトに一人でも多くの先生が参画されることを期待しております。

問診時のチェックポイント
- □ 2cm以上身長が低下していないか
- □ やせ型・低体重の患者さんか
- □ 家族歴がないか
- □ 骨折の治療歴がないか

表 18　患者さんの反応

- 困っていたけど、どの科で相談すればよいか分からなかったので、聞いてもらえてよかった

- 糖尿病の合併症を骨粗鬆症や頻尿を含め、総合的に診てもらいたいと思っていた

- 骨密度が正常なことがチェックできてよかった

収マーカーとしては食事や腎機能の影響を受けない TRACP5b，骨形成マーカーとしては骨折抑制指標として有用な BAP を推奨したい。TRACP5b の細小有意変化は 12.4 ％。骨代謝マーカーで治療効果を確認することは，治療の動機づけになり，有効と思われるが，手間や医療費などの面からか，実際はあまり施行されていないという。

骨粗鬆症を診る必要がないと考えている医師も多いと思うが，女性患者の多くはかかりつけ医での診療を希望されており，「選ばれるかかりつけ医」であるためにも，総合的に診る，患者の希望に沿った診療を行っていくことも必要ではないだろうか。

当会が推進している「女性のミカタ」プロジェクトに多くの会員の参加をお待ちしている。

4. 関節

① 筋肉を進展し，関節可動域を拡げる→ストレッチのコツ

ストレッチにより，関節可動域が拡がり柔軟性が向上すると日常生活の動きが大きくなり，消費エネルギーも増える。転倒しにくくなり，骨折のリスクも減る。関節付着部の腱を伸ばすつもりで行う。関節は曲げる（屈曲）と伸ばす（伸展）2方向の動きが基本であるが，腕と胴体をつないでいる肩関節と下肢と胴体をつないでいる股関節は6方向に動く。外転と内転，外旋と内旋である。肩関節の場合，手を正面で挙上するのが屈曲，体側で挙上するのが外転。ドアノブを右に回す動きが外旋（おつりを貰う動き）。

ストレッチは起床時や食後にテレビを見ながら行ってもよい。仕事の合間に行うと筋の緊張が取れ，気分転換にもなる。私が患者に勧めている①頚まわり②肩関節，③股関節を中心としたストレッチを示す。

1. 肩周りのストレッチ。2. 両腕を伸ばしたまま屈曲し，頭の後ろに。3. 肩回し→両手を肩において大きな円を描く（前，後）。4. 両手を頭上で組んで，左右にひっぱる。5. 両手を拡げて外旋，内旋。6. 前屈。7. 股関節屈曲，伸展，床の上で外転，内転。

高齢者で橈骨骨折が少ないのは瞬時に手をつけないため。そのため重度の骨折を起こす。瞬発力はラジオ体操でも向上する（両手伸ばしを迅速に行う）。

② 腰痛，膝関節痛，股関節痛のある患者での運動指導のコツ

腰痛の75％は原因がわからない特発性腰痛。腰痛の原因で多い脊柱管狭窄症は前かがみになると痛みやしびれが減弱するので前屈姿勢はとりやすい。エアロバイクやストックを用いたノルディックウォーキングは実行しやすい。腰痛患者でも腹筋や背筋の筋トレは痛みがでない範囲で行ってよい。筋肉がコル

セットの役目をする。

腰をひねる，背を反らす，背を伸ばすストレッチが有効。腰の痛い部位を指で押しながら前後，左右に体を曲げるのも効果的。

加齢による変形性膝関節症は水中運動やエアロバイクが推奨される。

すでに膝関節痛のある患者の場合は，膝関節に荷重をかけない筋トレを勧めている。

背臥位で片膝を立て，もう一方の足を伸ばしたまま足関節を屈曲し（足先を立てる）15 cm程度ゆっくり挙上し，10秒間保持し，ゆっくり降ろす。足は床につけず反動をつけずに10回ゆっくり繰り返す。これを1セットとし，30秒から1分間あけて3セット行う。

次に側臥位で片足をゆっくり15 cm挙上し，ゆっくり降ろす。足は床につけずゆっくり10回繰り返す。最後に股の間にボールをはさみ，息を吐きながら両側から10秒間押す。これらも3セット行う。1日2～3回行う。入浴は温熱療法と捉えることができ，風呂の中でゆっくり正座をするのも効果的。

立位で下半身を上下に小刻みに動かす（立ったままで，貧乏ゆすり）のも，大腿部と臀部の筋トレになる。膝関節痛や股関節痛の患者にも痛みがこないので有効。家事などの合間に膝が痛まない範囲で実施する。

当院で患者に実践して貰っている，筋トレとストレッチの内容を示す（42頁～45頁参照）。

専門医に紹介するケース

膝関節痛に関して，安静にしていても痛むとき，歩行時に膝が外側にずれたり，腫れがある時，腰痛に関しては下肢の痛みやしびれ，麻痺を伴っていたり，間欠性跛行のみられる時，膀胱・直腸障害のある時，発熱がある時は専門医へ紹介したい。当院では，大学病院と連携をとっており，痛みが長引く患者

は積極的に紹介している。専門医が診断し，専門的治療が必要かどうかも含め，治療方針を指示して頂けている。

　発熱を伴った安静時腰痛糖尿病患者では，化膿性脊椎炎をまず疑う。

　腰部脊柱管狭窄症や脊椎変性すべり症などで馬尾神経が障害されると，尿閉や残尿感，会陰部の感覚鈍麻など出現。腰神経障害で踵立ち，階段歩行が困難になる。

ストレッチ

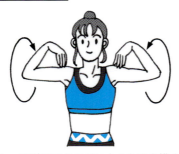

1. 肩回し。両肘でできるだけ大きな円を描く。(前回しと後ろ回し)

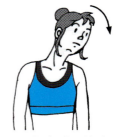

2. 首を左右に曲げ、筋を伸ばす。(僧帽筋)

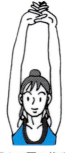

3. 両手を頭上で組んで耳の後ろに引っ張る。(肩関節の外転と屈曲)

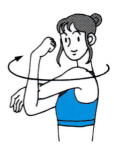

4. 右腕を左腕に引っ掛けて右に引っ張る。左も同様に行う。(三角筋)

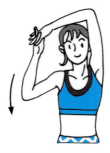

5. 両手を頭上で組んで右下、左下に引っ張る。(肩関節の内転と外転)

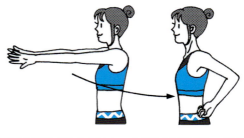

6. 両手を平泳ぎのようにまっすぐ前方に突出し、後ろに引く。左右の肩甲骨をくっつける感じ。(褐色脂肪組織の活性)

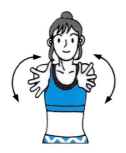

7. 両手をまっすぐ前方に伸ばし、左右ひねる。ドアノブを回すように。(肩関節の内旋と外旋)

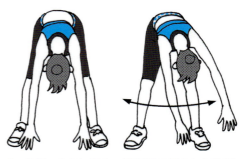

8. 前屈。左右に振る。(股関節の屈曲と広背筋)

第 2 章　3B（Blood vessel, Brain, Body）

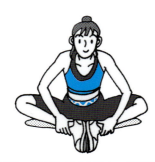

9. 床に座って両手で又を開く。（股関節の外旋）

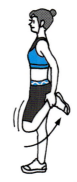

10. くるぶしを手で持ち，持ち上げる。（大腿四頭筋）

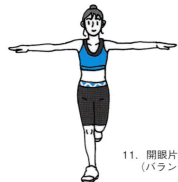

11. 開眼片足立ち。1 分間行う。（バランス感覚と大腿骨の強化）

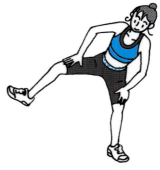

12. 四股踏み。（股関節の外転）

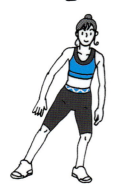

13. 反復横跳び。机などのつかまれるものの近くで行う。（敏捷性）

座ったままできるストレッチ

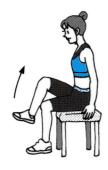

1. 大腿上げ。座ったまま，大腿を持ち上げる。（大腰筋）

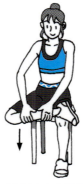

2. 椅子に座って右足を左大腿の上においたまま右大腿を押し下げる。（股関節の外旋）

筋肉をつけるエクササイズ

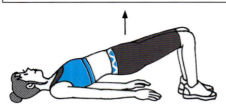

1. 腹を持ち上げ，上半身と大腿部を一直線にする（背筋）

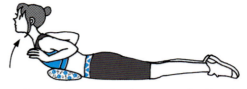

2. うつ伏せに寝て，上半身を起こす。両手を体の脇につけても，伸ばしてもよい。クッションを骨盤の下におくとやりやすい。（背筋）

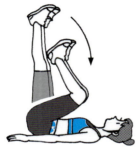

3. 両足を伸ばしたまま，胸に近づける。ゆっくり戻す。足を床に着けず10回行う。（腹筋運動）

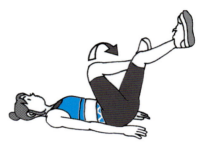

4. 仰向けに寝て，右足を左ひざにかけ，体を左にひねり足を胸に近づける。左右行う（外腹斜筋）

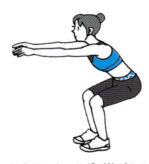

5. スクワット。ひざが伸びきる前にゆっくり沈み込み，大腿が床と平行になるところで止める。ひざを足先より前に出さない。みぞおちが常に大腿の中央に位置するように行うと，ひざと腰に負担をかけない。

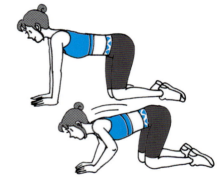

6. 腕立て伏せ。ひざを床に着け，両手は肩幅よりやや広めに。ゆっくりとひじを曲げ，ゆっくりと戻す。

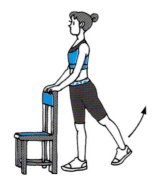

7. ヒップエクステンション。3秒間で足を後ろへ上げ，1秒間姿勢を保つ。3秒間で足を元へ戻す。

第 2 章　3B（Blood vessel, Brain, Body）

腰痛のストレッチ　腰痛のある場合

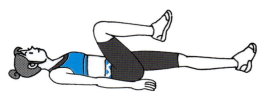 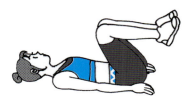

1. 仰向けに寝て，右足は伸ばしたまま左足を曲げて大腿を胸に近づける。次に反対の足で，最後に両足を曲げて胸に近づける。

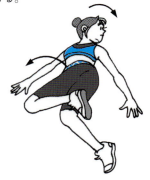 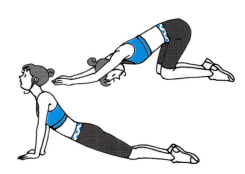

2. 仰向けにひざを立てて寝て，右足を左ひざにかけ右に倒し，体をねじる。両肩は床に着けたまま，顔と体は反対向き。左右行う。

3. 背筋を伸ばす。背筋を反らす。

体重負荷をかけない大腿部の筋トレ　膝関節痛がある場合（スクワットの代わり）

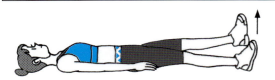 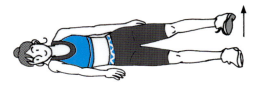

1. 背臥位でつま先を立て，下肢を伸ばしたまま 15 cm 拳上する。10 秒止めてゆっくり戻す。足は床につけない。10 回繰り返す。（大腿四頭筋の筋トレ）

2. 側臥位でつま先を立てたまま，下肢を 15 cm 拳上する。（大腿四頭筋，中臀筋の筋トレ）

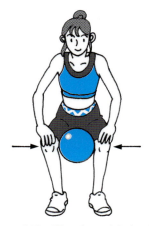 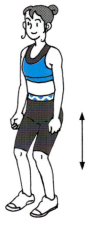

3. すわって両大腿の間にボールをおき，両側から押す。

4. 体を上下に軽くゆする。（びんぼうゆすり）

第3章
2C（Cancer, Cigarette）

I Cancer
1）がんを予防する生活習慣

一生のうち，男性の2人に1人，女性の3人に1人はがんに罹患する。がんの30％はタバコ，30％は食事が関与し，遺伝は5％程度しか関与しない。誰でもがんになる可能性がある。

がんの発生を促進する生活習慣は以下の通りである。

①喫煙は胃がん，食道がん，肺がん，膵がん
②飲酒は食道がん，大腸がん，肝臓がん，
③塩分は胃がん，
④肥満は閉経後乳がん，大腸がん，肝臓がん
⑤加工肉は大腸がん
⑥熱い飲食物は食道がん

がんの発生を抑制する生活習慣として，以下があげられる。
①野菜は食道がん，胃がん，

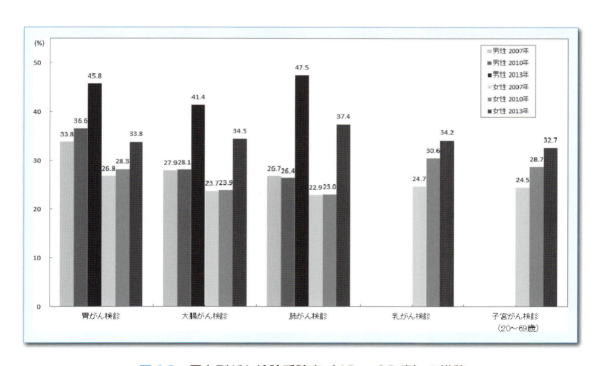

図16 男女別がん検診受診率（40〜69歳）の推移
国民生活基礎調査より国立がん研究センターがん対策情報センターにて作成。いずれも過去1年の受診有無。
出典：国立がん研究センターがん対策情報センター

②果物は食道がん，胃がん，肺がん，
③運動は結腸がん
④コーヒーは肝臓がん，結腸がん
⑤カルシウムは大腸がん。

　以上から，がんを予防する生活習慣として，喫煙しない，飲みすぎない，塩分を摂りすぎない，飲食物は熱くしない，肥満を避けることが推奨される。よく動く，野菜と適度の果物摂取する。

2) 「がん」と「がん検診」

　日本では，胃がん検診，大腸がん検診，子宮がん検診，乳がん検診，肺がん検診が実施されている。これらのがん検診の有用性は確認されている。

　がん対策基本計画における試算は，がん検診非受診者に比べたがん検診受診者の死亡率減少効果をわが国におけるコホート調査（JPHC コホート）の結果をもとに算出しているが，検診非受診者に比べて，がん検診受診者では，胃がん検診では 59 ％，大腸がん検診では 60 ％，子宮頚がん検診では 78 ％，乳がん検診（マンモグラフィ）では 19 ％，肺がん検診では 28 ％減少していた。

　前立腺がん検診を行っている市町村もある。

　肝臓がん，膵がん，食道がん，胆のうがん，卵巣がんなど，がんは他にもあるが，検診での有効性は，証明されておらず，がん検診で腹部エコー検査は実施されていない。

●胃がん

　胃 X 線検査が施行されている。

　国内研究では，検診群で 40 ％程度の胃がん死亡率減少効果を認めている。

　初回検診の感度は，診断法 0.893（95 ％ CI：0.718-0.977），発生率法 0.831（95 ％ CI：0.586-0.964）であった。継続受診における胃 X 線検診の感度は，診断法 0.885（95 ％ CI：0.664-0.972），発生率法 0.855

（95 ％ CI：0.637-0.970）。

　胃内視鏡検査も複数の観察研究において死亡率減少効果を示す相応の証拠があり，対策型検診・任意型検診としての実施が推奨されている。

　ペプシノゲン検査とヘリコバクターピロリ抗体検査の併用法（ABC 検診）は死亡率減少効果を検討した研究はなく，対策型検診としての実施は推奨されていない。

　目黒区の報告では，ABC 検診の胃がん発見率は 0.24 ％と胃 X 線検査 0.06 ％の 4 倍で，早期胃がん率も 72.65 ％（胃 X 線検査 16.7 ％）と高い。血液検査なので受診率も高まる。受診者一人あたりの検診単価も 4,300 円（胃 X 線検査 13,100 円）と低く，多くの自治体や企業健保組合で実施されている。東京都でも 8 区，9 市で実施されている。

　胃がんリスク検診（ABC 検診）は，血液検査でピロリ菌の血清抗体値と胃の粘膜の萎縮度をみる血清ペプシノゲン値を測定し，その組み合わせから胃がん発症のリスクを分類（ABC 分類）し，リスクのある人には専門医のところで内視鏡による二次精密検査を施行し，ピロリ菌感染者には除菌治療を行い，胃がん発症を予防する。50〜80 ％を占める A 群を二次精密検査（内視鏡）の対象から除外できる意義は大きい。受診者にとっても，リスク知ることができる。B・C・D 群（既感染群），および E 群（除菌群）は，医師と相談の上，定期的に胃内視鏡検査を受ける。ピロリ菌（−），ペプシノゲン正常（萎縮性胃炎なし）の A 群からの胃がんの発症はほぼ 0/ 年，ピロリ菌（＋,）ペプシノゲン正常の B 群からは年 1/1000，ピロリ菌（＋），ペプシノゲン異常（萎縮性胃炎あり）の C 群からは年 1/500，ピロリ菌（−），ペプシノゲン異常の D 群からは年 1/80 とされている。除菌後胃がんの約半数は除菌後 3 年以内に，2/3 は 5 年以内に見つかっている。

第 3 章　2C（Cancer, Cigarette）

●大腸がん検診

便潜血反応を連続 2 日検査すれば，進行がんでは 90％，早期がんでは 50％が発見できると報告されている。要精検率 2.6～8.7％で陽性者の約 3％に大腸がんがみつかる。

便潜血検査によるスクリーニング検査は，大腸がんの死亡リスクを，その後 18～20 年の観察で，15～33％有意に低下させることが確認されている。大腸がんによる死亡リスクは，1 年に 1 回の検診では 32％，2 年に 1 回の検診では 22％，それぞれ有意に低下した。

●乳がん検診

要精査 8.6％，精密検査を受けた人の 4％に乳がんの診断。受診者の 0.3％。欧米ではマンモグラフィー検査を継続的に受診すると乳がん死亡率を 15～20％減少させる。日本人の場合，女性の乳房の乳腺密度が濃いため，診断能力は劣る。

●子宮頸がん

子宮頸部擦過細胞診が実施されている。

わが国の 45 市町村を対象に 1988～2003 年に検診を受診した 70,157 名の追跡調査を行い，子宮頸がんによる死亡率の 70％減少が確認されている。

検診導入による子宮頸がんの減少がアイスランドで 80％，オーストリア 44％，フィンランド 50％との報告がある。

●前立腺がん検診

日本での前立腺がんによる死亡者は著増しており，2025 年には 1 万 5 千人を超えると予想されている。

PSA（前立腺特異抗原）は前立腺で作られ精液中に排泄されるたんぱく質で，前立腺がんになると，がん組織から血液中に放出されて増加する。

厚生労働省の研究班による前立腺がん検診

ガイドラインでは，「さまざまな報告があるが，PSA 検診の死亡率減少の効果については証拠が不十分」との判断で対策型検診として実施することは勧められていない。任意型検診として実施する場合は効果が不明であることと，不利益（過剰診断，生検や治療の合併症）について適切に説明する必要があるとしている。

しかし，前立腺がん死亡リスクが下がることが，最近の質の高い RCT 研究（無作為化比較対照試験）で明らかになった。欧州 8 カ国で進行中の RCT（ERSPC）では，11 年間の観察期間で，PSA 検診群はコントロール群と比べて 21％の死亡率低下，スウェーデンの RCT では，14 年間の観察期間で，検診群の死亡率が 44％低下していた。米国では，1980 年代後半から PSA 検診が普及し，2006 年は 1990 年と比較して前立腺がんの死亡率が 39％減少。オーストリアでも，PSA 検診により，死亡率が 64％低下したと報告されている。

日本泌尿器科学会は欧州での死亡率減少を評価し，PSA 検査を強く推奨している。当院でも通院中の患者に PSA 検査を積極的に実施し，この 10 年間で 30 名の前立腺がん患者を定期的な PSA 検査により新規に診断し泌尿器科に紹介してきた。転移例はなく，治療により軽快し亡くなられた患者はいない。PSA 検査を是非実施して頂きたい。

何らかの排尿障害がある人が PSA 検査を実施した場合，5％程度に前立腺がんがみつかり，そのうち 2～3 割はすでに骨などに転移しているという。

PSA 検査で約半数は 1 ng/ml 未満。3 年後の再検査でいい。1 ng/ml 以上は年 1 回検査。4 ng/ml 以上は専門医紹介（受診者の約 1 割）。10 ng/ml 以上は 2～3 割が前立腺がん。寿命に影響を与えないおとなしい前立腺がんは全体の 5～10％程度。経過観察になることが多く，過剰治療は少ないという。

PSAを作らない前立腺がんがあり，1回のPSA検査で見逃される前立腺がんは10%程度という。

がん検診に関して，血液で診断できるmicroRNA検査が近い将来実用化されると思われる。感度，特異度共に高く，1項目2500円程度，すべて行っても25000円程度で実施できるようだ。期待したい。

日本人のがん罹患率の状況を示す（図17）。

3） 患者にがん検診を受診させるコツ

当院の患者の大腸がん受診率は73%，胃がん検診は65%，前立腺がんのマーカーPSAは50歳以上の男性では80%，子宮がん，乳がん検診は40%の患者が受診している。これは90歳以上や認知症，身体障害で検診を受けられない患者も含めての数値だ。特にがん罹患の多い70歳代，80歳代の受診率は高い。日本人の胃癌，大腸がん検診受診率の平均は40%程度，子宮がん，乳がん検診受診率は30%程度といわれており，当院の患者の受診率はかなり高い（表19〜20）。

80歳以上の女性では男性に比し，がん検診受診を拒否する患者が増える。この理由は『もう十分生きた』，『がんだと必ず死ねる』，『長生きすると子供がかわいそう』などが理由として多い。特に介護でつらい経験をした女性に多い印象がある。

かかりつけ内科医は受診患者のがん検診受診の有無を把握しておく必要がある。把握する過程で受診率は増加する。

通院患者にがん検診を受診させるには，まず受診の有無を聞くことから始める。受けていないと答えた患者には，その理由を聞く。大半が何となくとか，受診するように言われていないなどの返答が多い。受診を勧めると，大腸がん検診やPSAのチェックは特に拒否する理由もないので，大半の患者が受診

してくれる。乳がん検診や子宮がん検診は痛かった，胃がん検診は，バリウムが飲めない等の理由で受診しない患者もいるが，多くはない。死ぬならがんがいいとか，もう十分生きたと返答される患者は受診を促しても受けて頂けないケースが多い。孫の結婚など，生きる目的を一緒に考えることも有用だが，しばらくして聞いてみると受診されているケースもある。比較的容易に受診に結び付けられる患者を確実に受診させることを優先したい。

乳がんは高齢者では少ないと思っている患者には年齢別罹患率の表を見せて，70歳代でもピークに近いことを話すと受診してくれる患者も少なくない。受診のしかたがわからないという患者は子宮がん検診に多い。近医の産婦人科を，予約なく直接受診してもいい。自己負担は1,000円程度で1万5千円は行政が出してくれる等，具体的に教えると受診に結びつく。財源は税金なので，すでに検診の費用は払い込み済みのようなものだというと前向きに考えてくれる患者もいる。1回も受診していない患者は，1回受診し，やり方がわかると継続して受診するケースが多く，節目の時などに『今回だけでも受診してみませんか』と言ってみると了承される患者もいる。進行がんが見つかるのが怖くて受診していない患者も，一度受診すると次回からは安心して受診されるケースもしばしばある。

バリウムが飲めない患者では，胸焼けや原因不明の貧血があったり，胃の痛みがあれば胃内視鏡検査を医療保険で実施することができる。50歳以上でPSA値が1.0以上の患者は年に1回PSAをチェックできる（ガイドラインでも推奨されている）。1未満の患者は3年に1回測定となっている。前立腺がんは今後，増加が予想されている。予後のよいものもあるが，PSAをチェックしていない患者では診断時3割が骨転移していると

第 3 章　2C（Cancer, Cigarette）

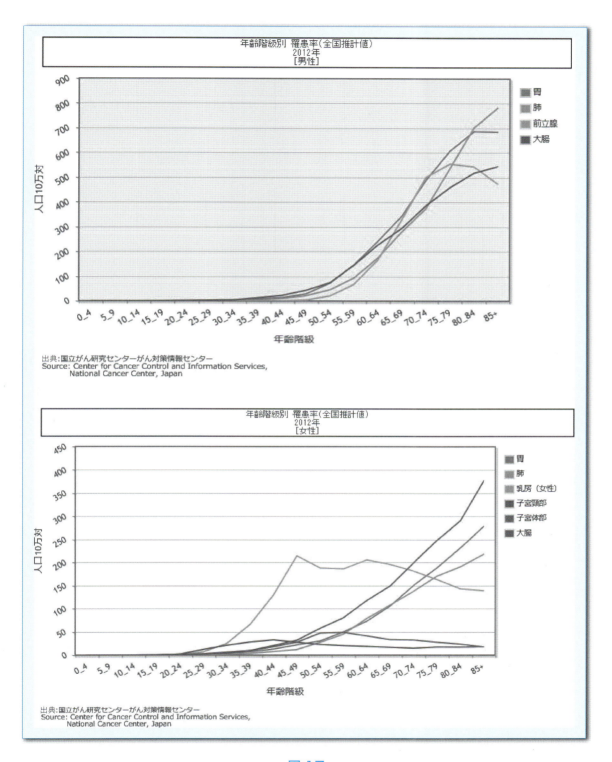

図 17

表19　当院のがん検診受診者数・受診率

男性		10・20代	30代	40代	50代	60代	70代	80代	90代	計
	人数	3	21人	92人	156人	252人	213人	91人	14人	842人
受診者数（年代内受診率）	胃			37(40%)	102(65%)	181(72%)	146(69%)	64(70%)	2(14%)	532(全体の63%)
	大腸		1(5%)	41(45%)	114(73%)	204(81%)	168(79%)	69(76%)	5(36%)	602(全体の71%)
	前立腺			17(18%)	108(69%)	212(84%)	192(90%)	81(89%)	4(29%)	614(全体の73%)

前立腺　50歳以上726名中，597名受診　82%

女性		10・20代	30代	40代	50代	60代	70代	80代	90代	計
	人数	9	17人	55人	98人	218人	251人	152人	21人	821人
受診者数（年代内受診率）	胃		3(18%)	23(42%)	55(56%)	142(65%)	149(59%)	64(42%)	1(5%)	437(全体の53%)
	大腸		5(29%)	24(44%)	61(62%)	172(79%)	203(80%)	101(66%)	5(24%)	571(全体の70%)
	子宮		3(18%)	23(42%)	48(49%)	136(62%)	122(49%)	52(34%)	1(5%)	385(全体の47%)
	乳		2(12%)	25(45%)	49(50%)	132(61%)	112(45%)	49(32%)	0(0%)	369(全体の45%)

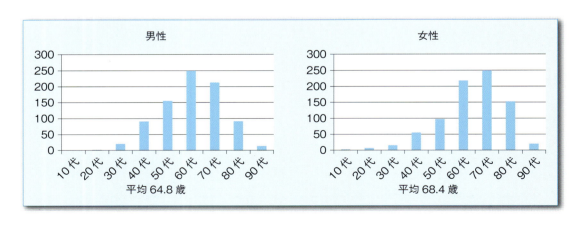

図18　当院の通院患者の年齢分布

の報告もある。当院では10年前から大学病院泌尿器科と連携し，PSA4以上の患者を紹介してきた。これまでに30名の患者が前立腺がん治療を受けたが，早期に診断されているため死亡例はない。以前，区の医師会の，医師のがん検診受診状況を調査したことがあ

第 3 章　2C（Cancer, Cigarette）

表 20　受診科別未受診率（男性）

胃

	10・20代	30代	40代	50代	60代	70代	80代	90代	計
人数	3	21	92	156	252	213	91	14	842人
受診者数（年代内受診率）			37 (40%)	102 (65%)	181 (72%)	146 (69%)	64 (70%)	2 (14%)	532 (63%)
もういい・受けたくない					3 (1%)	9 (4%)	2 (2%)	1 (7%)	15 (2%)
高齢・認知症・身体障害の為不可能							1 (1%)		1 (0.1%)

大腸

	10・20代	30代	40代	50代	60代	70代	80代	90代	計
受診者数（年代内受診率）		1 (5%)	41 (45%)	114 (73%)	204 (81%)	168 (79%)	69 (76%)	5 (36%)	602 (71%)
もういい・受けたくない					2 (0.7%)	8 (4%)	1 (1%)	2 (14%)	13 (2%)
高齢・認知症・身体障害の為不可能									

前立腺

	10・20代	30代	40代	50代	60代	70代	80代	90代	計
受診者数（年代内受診率）			17 (18%)	108 (69%)	212 (84%)	192 (90%)	81 (89%)	4 (29%)	614 (73%)
もういい・受けたくない					2 (0.7%)	4 (2%)	1 (1%)	2 (14%)	9 (1%)
高齢・認知症・身体障害の為不可能									

前立腺　50歳以上 726 名中，597 名受診　82%

るが，PSA に関しては毎年受診が 40％，一度も受診したことなしが 40％で，毎年受診する医師と，まったく受診しない医師がいることがほぼ同数いることが判明した。医者の不養生というが，是非チェックして頂きたい。

　肺がん検診については，リスクの高い患者には低線量の胸部 CT 検査を勧めている。私自身も毎年，国立がん研究センターの人間ドックで実施している。当院受診の患者には区の生活習慣病胸部 X-P 検診として特定健診受診時に胸部 X-P のチェックをしている。喀痰の出る患者，肺がん検診希望者は区の肺がん検診を受診している。検診を受診していない患者も，高血圧などでは診療の一環として胸部 X-P をチェックしている。

表21　受診科別未受診率（女性）

胃

	10・20代	30代	40代	50代	60代	70代	80代	90代	計
人数	9	17	55	98	218	251	152	21	821人
受診者数（年代内受診率）		3 (18%)	23 (42%)	55 (56%)	142 (65%)	149 (59%)	64 (42%)	1 (5%)	437 (53%)
もういい・受けたくない				2 (2%)	8 (4%)	17 (7%)	28 (18%)	2 (10%)	57 (7%)
高齢・認知症・身体障害の為不可能						5 (2%)	8 (5%)	8 (38%)	21 (3%)

大腸

	10・20代	30代	40代	50代	60代	70代	80代	90代	計
受診者数（年代内受診率）		5 (29%)	24 (44%)	61 (62%)	172 (79%)	203 (80%)	101 (66%)	5 (24%)	571 (70%)
もういい・受けたくない				2 (2%)	6 (3%)	9 (4%)	15 (10%)	2 (10%)	34 (4%)
高齢・認知症・身体障害の為不可能							8 (5%)	7 (33%)	15 (2%)

子宮

	10・20代	30代	40代	50代	60代	70代	80代	90代	計
受診者数（年代内受診率）		3 (18%)	23 (42%)	48 (49%)	136 (62%)	122 (49%)	52 (34%)	1 (5%)	385 (47%)
もういい・受けたくない				2 (2%)	8 (4%)	21 (8%)	34 (22%)	2 (10%)	67 (8%)
高齢・認知症・身体障害の為不可能							9 (6%)	13 (62%)	22 (3%)

乳

	10・20代	30代	40代	50代	60代	70代	80代	90代	計
受診者数（年代内受診率）		2 (12%)	25 (45%)	49 (50%)	132 (61%)	112 (45%)	49 (32%)	0 (0%)	369 (45%)
もういい・受けたくない				1 (1%)	8 (4%)	20 (8%)	34 (22%)	2 (10%)	65 (8%)
高齢・認知症・身体障害の為不可能							10 (7%)	10 (48%)	20 (2%)

Ⅱ　Cigarette 喫煙

喫煙はなぜ止めなければならないか？

　たばこには，4,000種類以上の化学物質と，60種類以上の発がん物質が含まれている。喫煙者が吸いこむ主流煙，たばこの先端から立ち上る副流煙，喫煙者の口から喫煙後5分間程度排出される呼出煙，屋内の家具や絨毯，壁などに付着する残留たばこ煙による人体への害がある。主流煙にはニコチン，タール以外にも一酸化炭素，アンモニア，ニトロソアミンなど多くの有害物質が含まれている。主流煙は高温で完全燃焼するのに対し，副流煙は不完全燃焼のため有害物資の濃度が主流煙より多くなる。低ニコチンたばこであっても，吸うときはフィルターの穴を口で塞ぐため実際は表示より4倍程度多いという。ニコチンは血管収縮作用があり，血圧を上げたり，胃の血流を悪くして胃潰瘍の発症に関与，また皮膚への血流阻害により顔ではシミ，シワだが，同様の機序で他の臓器の血流障害を引き起こす。代謝産物に発がん性もある。ニコチンはヘロイン以上に依存性が強く，強い禁断症状を招く。タールも発がん性がある。一酸化炭素はヘモグロビンとの親和性が酸素の倍あり，増えると酸欠状態になるため赤血球数が増加し血液の粘調度が上がり，血栓を作りやすくする。

　喫煙の害は，がん，呼吸器疾患，循環器疾患，妊娠，その他に大別される。

　がんに関しては，喫煙により，直接たばこの煙を吸い込む口腔内，呼吸器だけでなく，

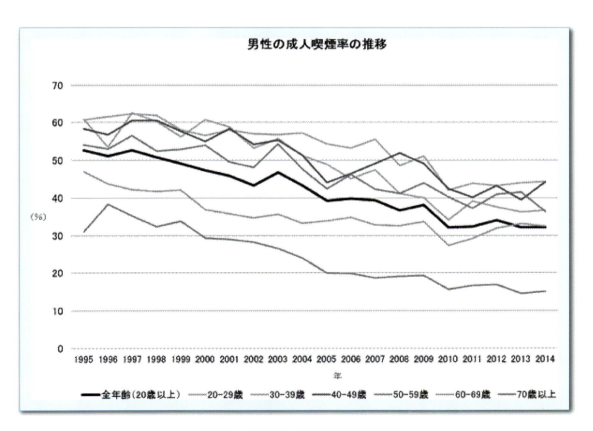

図19　男性の成人喫煙率の推移
出典：国民健康・栄養調査より国立がん研究センターにて作成

唾液に溶けて消化器や，血流を介して代謝や排出に関わる肝臓や腎臓にも影響を与える。

国際がん研究機関（IARC）の報告によると，喫煙との関連が確実ながんとして，口腔・鼻咽頭・副鼻腔・喉頭・肺・食道・胃・膵臓・大腸・肝臓・腎臓・尿管・膀胱・子宮頸部・卵巣・骨髄性白血病があげられている。呼吸器疾患としては喘息やCOPD，循環器疾患としては動脈硬化を進展させ脳卒中，心筋梗塞を2から4倍高める。腹部大動脈瘤にも関与する。妊娠・出産としては妊娠しにくくなり，早産・死産，低出生児を招く。これらにより，喫煙者は平均寿命を約10年短縮する。その他にも，うつ病，糖尿病，メタボリックシンドローム，バセドウ病，胃潰瘍，骨粗鬆症の発症リスクを高める。受動喫煙により家族や仕事場の同僚も危険にさらす。ベランダや喫煙室で吸っても呼出煙の影響は防げない。

1. 患者に禁煙させるコツ

行動変容に応じた対応。
前熟考期（無関心期），熟考期（関心期），準備期，実行期，維持期に応じた対応。

2. 禁煙指導のコツ

通院中のすべての患者に
① 喫煙歴について聞く。
② 止めた患者には，止めた理由を聞く。
　→成功体験なので，生き生きと話す。他の面にも波及させる。
・止めていない患者には，止めたいと思って

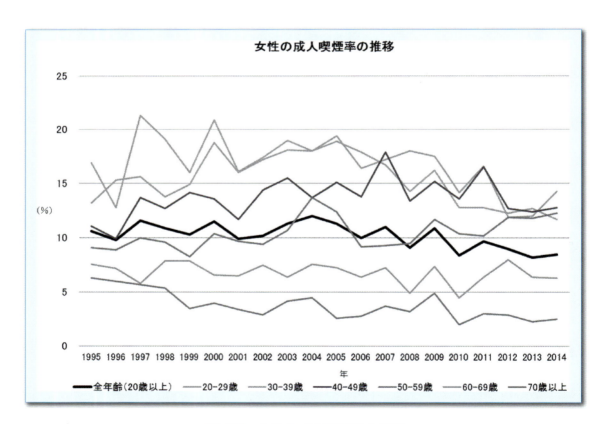

図20　女性の成人喫煙率の推移
出典：国民健康・栄養調査より国立がん研究センターにて作成

いるか聞く。
・止めたいと思っている患者には，実際に禁煙にチャレンジしたことがあるか聞く。
・チャレンジした患者には，うまくいかなかった理由を聞く。→何が，禁煙の妨げになっているか，どうすれば克服できるか患者と話し合う。
（→たばこを吸いたくなった時の対応策を教える）

・止めたいと思っているのに禁煙チャレンジしたことのない患者には，止めたい理由を聞く。
（→他の禁煙のメリットを話す）
・チャレンジするのは，今でしょう（禁煙成功した人の禁煙した理由）

・止めたいと思わない患者には，その理由を聞く。

喫煙のリスク（本人，家族）を知らない→喫煙のリスク教える。
本数を減らしている。→完全に止めなければならない理由を話す。
低ニコチン，低タールにしている→低ニコチンでもだめな理由を話す。
喫煙のリスクは知っているが，健康だけがすべてではない等と答える。 　　　　　　　　　　　→倒れてしまっては，仕事も趣味もできなくなる。
たばこがないと生きていけない。ストレスが溜まる。たばこを止めるくらいなら死んだほうがまし。 　　　　　　→ニコチンから離脱できれば，そう思わなくなる。 　　　　　　→却ってタバコがストレスになっていないか？ 　　　　　　（喫煙所探し，家族，上司，他人にも嫌がられる）。 　　　　　　→本当に死んだら困る人もいるでしょう（家族など）。
たばこを止める自信がない→止めた人は皆，何回も失敗している。チャレンジしてだめでも，今に戻るだけ。失うものはない。
たばこを止めると太る→たばこの害を体重に換算すると 30 Kg。これ以下であれば，たとえ太ってもたばこを止めたほうがメリットが大きい。禁煙が軌道に乗ったら体重のことも考えましょう。口さみしいなら水，カロリーの少ないガム，昆布，野菜，きのこなど試す。

表 22　当院の通院患者の喫煙率

男性通院患者　842 名中

現在喫煙中	155	18%
以前吸っていたがやめた	396	
喫煙歴なし	285	

女性通院患者　821 名中

現在喫煙中	42	5%
以前吸っていたがやめた	114	
喫煙歴なし	670	

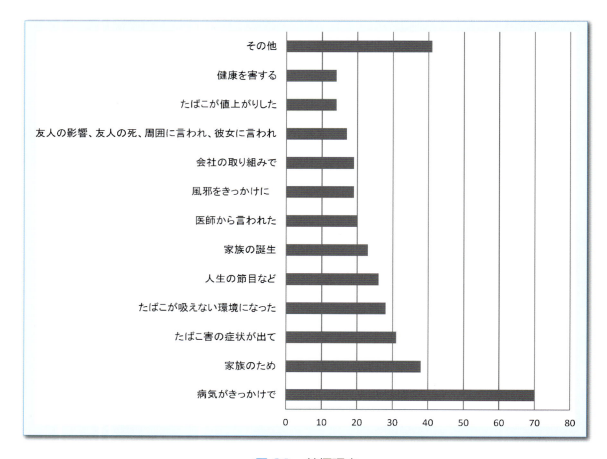

図21　禁煙理由

(当院通院中患者の禁煙理由)

- 前後1年を含めれば6割の患者は節目。結婚，子供や孫ができた，厄年，定年，病気になったなど，禁煙するのが今である理由をみつける。
- 周囲に喫煙者が多ければ，一緒に禁煙する同志をみつける。
- リウマチではCCPが肺で産生され，喫煙が原因の一つと考えられている。糖尿病でも喫煙により，アディポネクチンが低下することがインスリン抵抗性を高めている。
- 現在の病気と関連づけると動機づけとなる。
- 今は無理と思われる患者には，無理強いしない。
- 風邪をひいたときや入院した時，船旅など何日かタバコを吸わない機会があればそのまま禁煙にチャレンジすることを勧める。
- 本人だけでなく，家族や職場の友人など大切な人の健康を害することを知って貰う。
- 若い方には，喫煙室やベランダから戻った30分間は有害物質が呼出されていること，受動喫煙で妻の閉経前乳がんのリスクが2.6倍に上がることを知って貰う。
被害者である妻から説得して貰うのも有効。
- 女性では，顔のシミやしわなど美容に関連づけると興味を持って貰える。片方は喫煙し，もう片方は喫煙しない双子の写真（イ

第3章 2C（Cancer, Cigarette）

ンターネットで検索，双子，たばこ参照）はインパクトがある。顔だけでなく見えない体内でも同様の変化が起きていることを話す。

・男性の場合，喫煙者は，自分の健康管理ができない者として社会的な評価を下げることがあることを知ってもらう。

・会社の取り組みで禁煙した患者は多い。産業医であれば，禁煙の啓発は重要な使命である。

・有名な禁煙セラピー本（アレン・カー著）を当院では20冊購入し希望者に貸し出している。

・成功率90％と書いてあるが，当院の喫煙者は手強い患者が残っているため，本を読んで禁煙できた患者は10％もいないが，前向きになった患者は多く，有用だと思う。

3. 喫煙のリスク

①タバコには発がん物質や有害物質が多く含まれ，多くの疾患の発症リスクを高める。がん，心筋梗塞，脳卒中，認知症，COPD，関節リウマチ，高血圧，糖尿病など。

②受動喫煙により肺がんのリスクが2倍に増える。持っているタバコは温度が低いため不完全燃焼により，より多くの有害物質が産生される。

③本数を減らしてもダメな理由→根元まで吸う，深く吸うなどで身体がより多くのニコチンを取り込もうとする。

④低ニコチンでもだめな理由→タバコの葉は同じもの。フィルターにたくさん穴が開いていて，機械で測ると空気が混じるため濃度が下がるが，人が吸うと口で穴が塞がってしまい低濃度にならない。

4. 禁煙外来の実際

① 健康保険で禁煙治療を受けることができる条件

・ニコチン依存症であること。

・喫煙年数×平均1日本数が200本以上（35歳未満はこの要件は必要ない）。

・1ヵ月以内に禁煙を始めたいと思っている。

・文書による同意。
（過去に健康保険等で禁煙治療を受けたことがある場合，前回の治療の初回診察日から1年以上経過している必要がある）

② 禁煙外来のながれ

㋐ ニコチン依存症のチェック

ニコチン依存症テスト各設問に対し，「はい」または「いいえ」を選択してもらう。合計点が5点以上でニコチン依存症と判定する。

㋑ 一酸化炭素濃度測定，現在の健康状態の確認

㋒ 禁煙宣言書にサイン。支援者の確認，禁煙開始日を決める→禁煙外来スタート

できれば家族にも来院してもらい，患者が離脱症状でイライラしても通常3週間程度で治まるので寛容にしてもらうようお願いしておく。

㋓ 禁煙補助薬の選択と説明

バニクリン（チャンビックス）もニコチンパッチもニコチンの離脱症状を軽減させる効果がある。チャンビックスは喫煙の快感を抑制する（タバコがまずくなる）効果もあるので，成功率が高い（12週間継続できた場合，5割の患者が禁煙）。

患者の健康寿命を伸ばすための実践マニュアル

		はい (1 点)	いいえ (0 点)
Q1	自分が吸うつもりよりも，ずっと多くタバコを吸ってしまうことがありましたか。	○	○
Q2	禁煙や本数を減らそうと試みて，できなかったことがありましたか。	○	○
Q3	禁煙したり本数を減らそうとしたときに，タバコがほしくてほしくてたまらなくなることがありましたか。	○	○
Q4	禁煙したり本数を減らしたときに，次のどれかがありましたか。 　・イライラ 　・眠気 　・神経質 　・胃のむかつき 　・落ち着かない 　・脈が遅い 　・集中しにくい 　・手のふるえ 　・ゆううつ 　・食欲または体重増加 　・頭痛	○	○
Q5	上の症状を消すために，またタバコを吸い始めることがありましたか。	○	○
Q6	重い病気にかかったときに，タバコはよくないとわかっているのに吸うことがありましたか。	○	○
Q7	タバコのために自分に健康問題が起きているとわかっていても，吸うことがありましたか。	○	○
Q8	タバコのために自分に精神的問題※が起きていると分かっていても，吸うことがありましたか。	○	○
Q9	自分はタバコに依存していると感じることがありましたか。	○	○
Q10	タバコが吸えないような仕事やつきあいを避けることが何度かありましたか。	○	○
	合計　　点		

（注）禁煙や本数を減らした時に出現する離脱症状（いわゆる禁断症状）ではなく，喫煙することによって神経質になったり，不安や抑うつなどの症状が出現している状態。

Kawakami, N. et al.：Addict Behav 24(2)：155, 1999

・チャンビックスの注意事項

チャンピックスを服用後に、めまい、眠気、意識障害等の症状があらわれることがある。自動車の運転など危険を伴う機械の操作はしないよう指示。運転するならニコチンパッチ。

副作用：吐き気、頭痛、上腹部痛、便秘、お腹のはり、普段と違う夢をみる、不眠

1〜3日目　0.5 mg錠1日1回朝・夕食後
4〜7日目　0.5 mg錠1日2回朝・夕食後
8日目〜　　1 mg錠1日2回朝・夕食後

開始日、2週後、4週後、8週後、12週後の5回受診。（バニクリンは1週後から服薬）

医療費の患者負担（3割負担の場合）、12週間（5回受診）の禁煙治療費
バニクリン：クリニック 5,470円　調剤薬局　13,720円　合計 19,190円

・ニコチンパッチ（ニコチネル TTS）の注意事項

ニコチンを外から補充することで、不安、イライラなどの離脱症状を減らす。ニコチンの量を徐々に減らす。

背中、腹部、上腕に貼る。起床時に貼り、就寝時にとる。就寝時に貼ると眠れなくなることがある。かぶれないように毎回、場所を変える。意志だけで禁煙するより、成功率は2倍高くなる。OTCのニコチンパッチはニコチンの含有量が少なく効果が弱い。）
ニコチネル TTS：クリニック 5,470円
調剤薬局 7,620円　合計 13,090円

㋑　禁煙が成功するよう支援：過去の喫煙・禁煙歴、禁煙外来受診の動機、喫煙の害の確認、吸いたくなった時の対処法、禁煙によりもたらされるメリット
禁煙してからの通常の経過を話す
吸いたくなった時の対処法を教える

2回目以降　継続できていることを称賛。禁煙して良くなった点を確認してもらう。吸いたくなったら、タバコの害、禁煙の動機や止めて得られたメリットを思い出す

●禁煙してからの通常の経過　はじめの3日間がきつい

30分後　　血圧が正常に戻る。手足の冷感がなくなる。

24時間　　一酸化炭素濃度が正常になる。酸素濃度上がる。

48時間　　体内のニコチン消失、味覚、嗅覚戻る

2〜3週間　離脱症状消失（イライラ、頭痛、咳・痰、集中力低下、倦怠感、便秘など）

●喫煙したくなった時の対処法

・水を飲む（脱水すると吸いたくなるのでコーヒーやお茶など利尿作用のあるものは避ける）
・深呼吸する（息を吐き切り腹筋の筋トレ）
・ストレッチする
・眼鏡をふく
・花に水やる
・靴をみがく
・机の整理
・大事な人を思う
・禁煙した理由を思い出す
・主治医の顔を思いうかべる

●禁煙のメリット
・口のねばねばがなくなる
・朝気持ちよく起きられる
・食べ物がおいしくなる
・タバコ代を節約できる
・化粧ののりがよくなる
・口臭がしなくなる
・肌がきれいになる
・シミ，シワが減る

・歯が茶色にならない
・住居や車内が臭くなくなる
・他人に煙たがられなくなる
・火事の心配がなくなる
・タバコを吸う場所，捨てる場所を探さなくてよくなる
・タバコを我慢する必要がなくなる
・タバコの禁断症状から解放される
・自信がつく

あとがき　医師自身の健康管理

　私自身も 3B と 2C に気をつけている。毎年 4〜5 月に国立がん研究センターの人間ドックを受診している。胃と大腸は内視鏡検査，肺は低線量 CT と喀痰細胞診，腹部エコー検査，PSA もチェックしている。肺は低線量で通常の 1/3 程度の被爆量で MDL とほぼ同じ位だ。午前 8 時半から午後 7 時まで診療だが，昼休みのちょっとした時間に，すぐ近くの石神井公園を歩いている。夜に会議などある場合は，なるべく電車を使い，急行を待っている時間，ホームを歩いている。どの駅も長さは 250 m 位なので，5 分あると往復できる。行きと帰りで乗り換えがあると 15 分程度，1,500 m 位歩数が増える。目的地までの往復 3,000 歩が 4,500 歩位になる。診療時間が長く，ほぼ 1 日中座っているので，2 年半前からバランスボールに座っての診療を行っている。背もたれがないので，自然にいい姿勢をとるので腰にも負担が少なく，かえって疲れにくい。集中力も高まる感じがする。太腿に常に適度の緊張を感じている。エネルギー消費は確実に増えるし，体幹筋のトレーニングにもなっている。微動だにしないので，わかった患者はほとんどいない。オリンピックの公式メーカーにも指定されている，イタリアの高名なスポーツ器具メーカーの製品で，高価だが空気漏れもなく頑丈で気に入っている。筋トレは 4 日に 1 度 20 分くらい，ストレッチ，テレビ体操は合わせて毎日 15 分程度行っている。ラジオ体操はストレッチ系の運動が多いが，テレビ体操は筋肉，特に下肢の筋力をつける運動が多く含まれている。運動の解説もあり，10 分間と短く，是非，お勧めしたい。私が診療中に行っている，とっておきの運動法は，患者の実地指導だ。ストレッチや筋トレを患者と一緒に私が実際にやってみせることで，患者の理解も深まるし，実施率も格段に向上する。最近は，エアロバイクを購入し診療後に自宅でやっている。膝の負担が少なく，テレビを見ながらでもできる。負荷をかければ運動量も多い。夜，時間が空いていれば水泳をやるなど，上半身の運動も行うようにしている。

　一生歩くためには，膝を大事に使うことも重要だ。散歩の時はウォーキングシューズを履く，歩くだけでなく，膝の負担が少ない水中運動やエアロバイクも取り入れてみることも必要だと思う。

　3 年前に還暦を迎えてから，自宅ではビールを飲むのをやめて赤ワインにした。体力，気力共に自分史上最高の状態といってよいかと思う。睡眠時間だけは，短くなりがちなので気をつけている。

　医者の不養生というが，生活習慣病を診る医師は，患者の模範となるよう心がけることが，自分自身の健康長寿延伸に繋がるのではないだろうか。

2016 年 10 月吉日

第 30 回日本臨床内科医学会会長　菅原　正弘

菅原正弘 医療法人社団 弘健会 菅原医院 院長

昭和55年 順天堂大学医学部卒後 順天堂病院にて内科診療に従事
平成5年 より現職

日本糖尿病協会理事，東京都糖尿病協会会長，日本糖尿病療養指導士認定機構理事を歴任，現在，東京内科医会会長，日本臨床内科医会常任理事，東京都糖尿病協会顧問，日本糖尿病対策推進会議ワーキンググループ委員，東京都糖尿病医療連携協議会委員，東京都医師会生活習慣病対策委員会委員長，健康食品の安全性に関する検討会委員長，他。

医学博士，日本内科学会評議員，日本糖尿病学会評議員，日本リウマチ学会評議員

受賞
平成13年 日本臨床内科医学会長賞
平成16年 東京医師会グループ研究賞（練馬区医師会糖尿病治療研究会 代表）
平成21年 第一回 東京内科医会川上記念賞
平成27年，平成28年 東京臨床糖尿病医会 守屋実喜雄賞

著書 「40歳からの糖尿病との上手なつきあい方」（中経文庫），「高脂血症」（講談社），「よくわかるメタボリックシンドローム脱出法」（講談社）他。

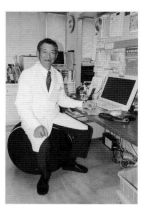

患者の健康寿命を伸ばすための実践マニュアル

発　行	2016年11月1日 初版第1刷発行
著　者	菅原　正弘
発行人	渡部新太郎
発行所	株式会社　日本医学出版
	〒113-0033 東京都文京区本郷3-18-11 TYビル5F
	電話　03-5800-2350　FAX 03-5800-2351
装　丁	小松　昭（Rize）
印刷所	小宮山印刷工業株式会社

ISBN978-4-86577-022-3　　　　　　　　　　　　　　Printed in Japan
乱丁・落丁の場合はおとりかえいたします．

本書の複製権・翻訳権・上映権・譲渡権・公衆送信権（送信可能化権を含む）は，㈱日本医学出版が保有します．
[JCOPY]〈㈳出版者著作権管理機構委託出版物〉
本書の無断複写は著作権法上での例外を除き禁じられています．複写される場合は，そのつど事前に，㈳出版者著作権管理機構（電話 03-3513-6969，FAX 03-3513-6979，info@jcopy.or.jp）の許諾を得てください．